39人の言の葉

～あの時、こころに響いたのは理由《わけ》がある～

荒井 弘和　武田 大輔　宅 香菜子
編著

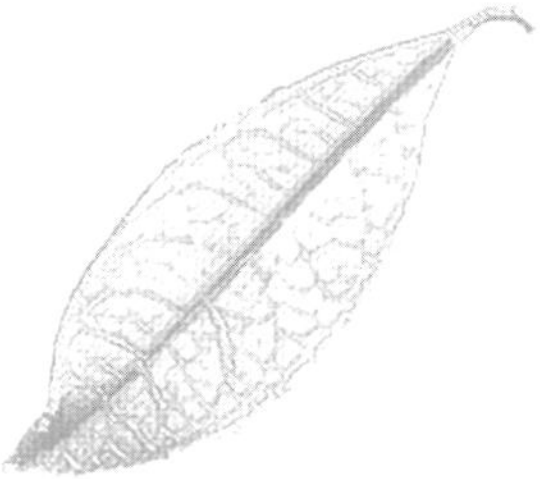

株式会社 杏林書院

Kotonoha

はじめに

人生が、ある一言で変わることがある。自分の人生を支えてくれた言葉がある。

もし、あの瞬間、その言葉に出会っていなければ、「今の自分自身は存在しない」とさえ言えるような、そんな大切な言葉が、人それぞれ心の中にあるかもしれない。それは単に綴られた“文字”としての言葉ではなく、一瞬間に遭遇した言葉であり、自分に大きな影響を与えた言葉である。それは誰かが発した言葉かもしれないし、自分の頭の中にふと浮かんだ言葉かもしれない。その言葉を反すうすることで、その言葉は血肉となり、その人に影響を与え続ける。もしも、その言葉を発する人、自らを取り巻く状況や心の状態が違えば、同じ言葉でも全く違う感覚になったかもしれないし、心に響かなかったかもしれない。

その言葉が響いた瞬間のリアルな状況とともに、なぜそれほどまでに、その言葉が自身に響いたのかを、読者にも追体験してもらえるような筆致で迫る。そして、執筆者の体験を通したリアルな言葉で、読者の心を揺さぶり、背中を押すことを目指した。前へと進む、あるいは自分自身を変化させるために、言葉を自分のものにしてゆく、あるいは言葉を自分の中に取り込むためのヒントを提供できればと願う。

本書の刊行は、私たちの挑戦である。

本書刊行の前年である 2023 年は、新型コロナウイルス感染症の位置づけが 2 類感染症から 5 類感染症へと移行し、いわゆるコロナ禍から私たちが本格的に脱却し始めた年であった。コロナ禍での制限のある生活は、長期にわたって、私たちを閉塞感の中に押し込めた。さらにコロナ禍は、あらゆるものを拡張し促進したことで、様々な格差を生み出した。

スポーツの世界で言えば、コロナ禍を「活かした選手」とそれに「翻弄された選手」がいる。その差を生んだ一つの要因は、「主体性」ではないだろうか。つまり、その選手が自身の置かれた状況において主体的になれたかどうかが、差を生んだように感じる。この差は小さな差のように見えるが、その後の人生に大きな影響を及ぼすように思える。この小さな差である「主体性」は、自らの努力で手に入れることができるものだろう。それぞれが生きてきた自分自身の体験の中に、すでに「主体性」は存在しているからだ。

39 人の執筆者が紹介する言葉は、それぞれが自身の人生を振り返る中で、読者と共有できる言葉として記されることとなった。それらが刺激となって、読者が自身の人生を振り返り、主体的な人生を送るためにそっと背中を押してくれる言葉を探してみてはいかがだろうか。主体性を生み出す言葉は、自ら創り出すことができる。読者それぞれにとって、大切な「言の葉」が生まれることを期待したい。

編者一同

Kotonoha

もくじ

※本書の 1～12 は荒井、13～27 は武田、28～39 は宅が、主に編集を担当しました。

Kotonoha
1
大丈夫、自信を持って前を向いて進みなさい

2021年に開催された東京オリンピックで、日本の女子柔道チーム（7階級）は、金4、銀1、銅1という圧倒的な強さをみせました。今では国内外でメジャーなスポーツとして認知される女子柔道ですが、日本で試合が始まったのは1978年であり、まだ歴史の浅い競技と言えます。私は、日本で初めて開催された第1回全日本女子体重別選手権大会（1978）に13歳で出場し、50kg以下級で優勝しました。この大会から25歳で現役選手を引退するまで、世界選手権やオリンピックに出場し、競技する経験ができたことは恵まれていたと思っています。また、このような経歴から「女子柔道の草分け」「パイオニア」と呼ばれることもあります。しかし、実際には、真のパイオニアは私ではありません。

柔道の創始者である嘉納治五郎先生が女子に入門を許可したのは、1893年（明治26年）に遡ります。当時は女性がスポーツをすることが当たり前ではなかったにもかかわらず、格闘技である柔道への門戸を開いたことは嘉納先生の先見の明を感じます。女性でも、柔道を学ぶことによって、心身ともに鍛えられ、社会において役割を果たしていくことを期待されていたようです。一方で、体力のない女性に試合をさせれば、勝ちにこだわって無理をして身体を壊すのではという心配から「試合はまだ早い」という見解を示されたことも事実です。柔道の魅力や嘉納先生の教えに惹かれて、試合はなくとも稽古に励み、修行を続けた多くの女性がいたことは極めて重要であり、その人たちこそが真のパイオニアだと思っています。

私にとって、女子柔道の母と呼べる人が二人います。お一人は、祖父が嘉納先生の柔術の師であった縁から21歳で講道館に入門し、99歳で亡くなるまで柔道一筋の人生を送った福田敬子先生です。53歳でアメ

リカに渡り、桑港（サンフランシスコ）女子柔道クラブを創設、アメリカを拠点に世界各国で指導に尽力されました。2006年には、功績が認められ、女性初の講道館九段（当時93歳）に昇段しました。私は、この年に直接、女子柔道の歴史を学び後生に伝えたいと考え、アメリカに福田先生を訪ねました。今でも覚えているのは、「私はね、柔道と結婚したのよ」と言って一筋の涙を流されたことです。また、「私は海を見るのが好きなの。この海の向こうに日本があると思うから」と少し寂しそうに話されたことも印象的でした。当時の日本は、結婚し、家庭に入るというのが当たり前の時代であり、女性が柔道指導者として生計を立てることや、家庭と指導を両立することは難しい時代だったことは言うまでもありません。見合いの話もあったそうですが、福田先生は柔道を続けることを選ばれたそうです。50歳を過ぎて生活拠点をアメリカに移すという決断は簡単ではなかったはずです。しかし、アメリカであれば女性でも柔道指導者としてリスペクトされ、正当な指導料をもらうことができ、柔道の技術があれば自立できるという理由があったようです。

もう一人は、ラスティ・カノコギさんです。ラスティはニューヨークの裕福ではない家庭、地域で生まれ、荒んだ生活の中で柔道と出会い、「精力善用」、力を善きことに活かすことを学び、その魅力に取り憑かれていきました。彼女の人生を大きく変えたのは、24歳の時にニューヨーク州柔道選手権に負傷した男性選手の代わりに出場したことです。男性相手に勝利し、所属するチームは金メダルを獲得しますが、大会後にラスティが女性であることにクレームがつき、金メダルの返還を余儀なくされました。「女性だから」という理由でメダルを取り上げられたことの理不尽さや怒りから「こんな思いを二度と後輩にはさせない」と決意し、この時から自分の使命は「女子柔道を世界に認めさせ、女性も柔道でメダルを競えるようにすること」と誓ったそうです。初めての女子世界選手権開催地として手をあげる都市がない中で、ラスティは自分で組織委員会を立ち上げました。アメリカやニューヨークの柔道連盟の協力は得られない中で、ラスティが仲間を集めて開催した大会だったのです。

自宅を抵当に入れて資金を捻出し、最終的には、テレビの放映権や企業からの支援で賄えたものの、大会終了後に組織委員会の銀行残高に残ったのは7ドルほどだったそうです。私は15歳でラスティが開いた第1回世界女子柔道選手権に出場し、銀メダル（52kg級）を獲得しました。当時はまだ幼く、彼女が成し遂げたことの意味も分かりませんでしたが、もし彼女が世界選手権開催に手を挙げなかったら、女子柔道の普及が大きく遅れたことは間違いありません。現役を引退してから、ラスティがくれた言葉は「日本のような保守的な国で女性の柔道選手の活躍が認められたことは意味がある。日本の女子柔道選手たちは、日本の社会を変えることを示すことができた。このことを世界に発信し、ロールモデルになってほしい」ということでした。

私がスポーツ界のジェンダー・イクオリティや女性のキャリアについて強く意識するようになったのは、福田先生とラスティの言葉、生き様が大きく影響しています。二人に共通しているのは、柔道の教えは男性だけに享受されるものではないという信念だったように思います。そして、柔道から学んだ強さと優しさを自分の活動や生き方の基本としていたことです。東京オリンピック（2021）は、参加した約1万1千人のアスリートのうち約49%が女性というオリンピック史上最もジェンダーバランスの取れた大会となりました。一方で、IOCを含むスポーツ団体や組織の役員、指導者、審判などの女性比率は未だに低いという現実があります。女性アスリートとスポーツにおけるジェンダー・イクオリティについて話をすると、「昔は知らないが、今では男女差や女性差別はあまり感じない」という人が多くいます。確かに一見するとそのようにもみえます。しかし、実際には女性スポーツを取り巻く環境など、未だに課題は少なくありません。女性の発育発達に特化した育成や強化、ハラスメント、キャリアトランジション、女性のライフイベントやライフスタイルにフィットしたスポーツ参画の機会など、取り組みは始まったばかりです。女子スポーツの先駆者として道を開き、戦い、勝ち取ってくれた先輩は世界中にいます。この道が長く続いていくためには、それぞれの絶え間ない努力が必要です。トレッドミルに足を止めて立っているように、ジェンダー・イクオリティは、沈黙や立ち止まることは現状維持ではなく、後退していってしまうと考えています。もちろん、発言すること、行動することは簡単ではありません。一言多い、面倒くさいと言われても発言し、行動し続けるのは、先輩たちの意志を継いでいく責任があると感じているからです。そして、逃げてしまいたいと思う時には、二人の母に想いを馳せ、「大丈夫。自信を持って前を向いて進みなさい」と背中を押してもらっています。

執筆者　山口　香（やまぐち　かおり）

元柔道選手。柔道の創始者である嘉納治五郎の理念「精力善用・自他共栄」を実践すべく活動中です。スポーツにおけるダイバーシティの推進にも努めています。

Kotonoha 2

俺がお前と同じ年齢だったら、迷わず行ってるな

「俺がお前と同じ年齢だったら、迷わず行ってるな」。人生の先輩である河合純一さんに言われたこの言葉が、今の私を作り上げてくれた。その言葉の中身もさることながら、河合純一という人から言われたことに、大きな意味があったと私は思っている。

河合純一。彼は、私の高校の先輩であり、パラ水泳選手としても大先輩である。パラリンピックで多くのメダルを獲得し、選手としての一線を退いた後も、東京2020大会を始め、パラスポーツの世界を大きく前へと進めてきた。

中学生から本格的に競泳競技に取り組んでいる私にとって、彼はいつでも、圧倒的なロールモデルだった。同じ全盲という障がいで、同じ恩師から学び、同じパラリンピックの水泳選手という、アイデンティティが一致しすぎていたのだから、ロールモデルとなったのは必然だろう。周囲からは「河合さんはこんなだった」「いつかは河合さんのように」と、何度も言われながら育った。そして、30歳を超えて競技を続けていると「河合さんは何歳まで現役だった」という言葉をよく聞く。

比べられることがいやだと思ったことはない。むしろ目標を立てることが容易になっていたし、自分でも比べていたと思う。いやではなかったのだが、河合さんのようにはなれないとも、心のどこかで思っていた。

最初にそれを感じた瞬間は、大学受験に失敗した時である。河合さんの母校を受験するも結果は不合格。同じ進路を歩めないことが確定した。別の大学には進学したが、私はまだ、河合さんの後を追おうとした。パラリンピックで金メダルを獲って、河合さんのように学校の教師になる。そんな夢を持っていたが、大学4年生の時の教員採用試験は不合格、パラリンピックも、メダルを獲るところまでは来れたけれど、金メダルま

では届かない。大学卒業後、教師になるという目標はいったん忘れ、パラリンピックでの金メダルだけを目指して4年間必死に練習をしたが、やっぱり届かない。どうやら、河合さんと同じ人生を歩むということは、私にはできないようだ。そう悟った時、私は26歳になっていた。

一方で、河合さんは選手という立場ではなくなっていたが、順調にキャリアを積み上げて、その存在はますます偉大になっていく。

何か、オリジナルな物が欲しい。河合さんが持っていなくて、自分にしかないものが欲しい。それを手に入れないと、このままでは、「劣化版の河合純一」という人生を歩むことになる。その答えをくれたのが、奇しくも河合さん、その人だった。

その日、私は河合さんと食事をしながら、東京パラリンピックに向けてのトレーニングについて、なんとなく相談をしていた。「練習の環境を変えたいと思っていて、海外で練習するのも、悪くないなと思っているんです」といった感じだったと思う。海外で生活をしてみたいという憧れは、昔から漠然と持っていた。特に大きな理由はない。ただ、英語が話せるようになったらいいな、その程度だった。

その時の河合さんの言葉は、私の心を強く突き刺した。

「海外でトレーニングしてくればいいじゃないか。俺がお前の年齢だったら、迷わず行ってるな」。本人にはそんなつもりはなかったかもしれないが、そのつぶやきは、どこか寂しそうにも聞えた。

決まった。これまで圧倒的人生のお手本として導き続けてくれた、でも一方で絶対に越えることのできない壁として立ちはだかり続けてきた河合さんが、自分にはない経験値として羨ましそうにしている。これは、オリジナルな一人の人間になるチャンスだ。行かなければ。海外に行かなければ。そして、河合純一とは別のアイデンティティを手に入れるのだ。

こうして私は、それまで住んでいた家を引き払い、トレーニング留学という形で海外に生活の拠点を移すことになった。留学場所として選んだのはアメリカ東海岸のボルティモア。そこには、これまで多くのパラリンピック金メダリストを育て上げてきたコーチがいる。
言葉も通じない、知り合いもいない。ついでに目も見えていない。1日1日を生きていくだけでも、思い通りにいかないことだらけの中、当然トレーニングもこなしていかなければいけない。そんな状況ではあったが、毎日充実感と達成感で一杯だった。小さなことでも幸せだと感じられたし、生活をしているだけで自分が成長していることを実感する。
アメリカで過ごした2年間は、今のところ人生のハイライトだ。その時間だけでも、十分に水泳を続けてきた意味があると思う。新型コロナウイルスの感染拡大で、東京大会の開催が危ぶまれていたが、最悪パラリンピックが中止になって、自分も試合に出ることができなくなってしまっても構わない、とまではさすがに思えなかったけれど、そう感じるぐらい貴重な時間を過ごすことができた。最終的にパラリンピックの金メダルも獲得することができて、それはそれでもちろんこの上なく嬉しかったが、それに匹敵する価値が、この2年間には詰まっている。
得たものは経験値だけではない。アメリカでは沢山の人に出会い、助けてもらった。そんな人たちとのつながりもまた、かけがえのない財産だ。今や、パラリンピックでの金メダルと、アメリカでの生活経験は、私を支える両輪となっている。それらは、「俺がお前だったら、迷わず行ってるな」という、ほんの一言から始まった。厳しい練習も、異国の地での奮闘も、第一歩目を歩き出す初動に比べたら大したことはない。その一歩目を動かしてくれた河合さんには、どんなに感謝してもしたりない。
人生において、目標となる人はいた方がいいと思っている。しかし、目標への思いが強ければ強いほど、近づき追い越すことに囚われる。そして、届かないと思った時に、どうしていいか分からなくなってしまう。だが、その状況から抜け出させてくれるのも、やっぱり自分が追いかけてきた目標なのかもしれない。
「俺がお前だったら…」。長年追いかけてきた河合さんが言ったからこそ意味がある。別の誰かに言われていても、海を渡る決断はできなかったかもしれない。何を言ったのかよりも、誰が言ったのかが重要なのだろう。

結局、今でも私は河合純一を追いかけている。違うアイデンティティを手に入れたところで、変わらず高い目標だ。囚われ続けているともいえるかもしれないが、今は、それでいい。これから河合さんが発する言葉の中に、きっとまた、多くのヒントが詰まっているのだと思う。

執筆者　木村 敬一（きむら　けいいち）

病気のため2歳で視力を失う。小学4年生から水泳を始め、パラリンピックには2008年の北京から東京大会まで4大会連続出場。東京2020大会では100mバタフライで悲願の金メダルを獲得。2021年紫綬褒章を授章。

Kotonoha 3

夢を夢で終わらせるな

これまでの私の人生を振り返ると、周囲の人々に恵まれていること気づきます。家族はもちろん、友人、仕事関係など、さまざまな状況で素晴らしき人々に出会い、多くの刺激と助けをもらってきました。それらが現在の私自身の土台の一部を成し、そして糧になっていることは言うまでもありません。人々との付き合いは、私にとって最も重要な環境で、人々との付き合いに勝る環境はないと思っています。なぜなら、出会ってきた人々から自分の生き方に大きな影響を与える多くの考え方、そしてそれにかかわる言葉をもらってきたからです。

その中で、私が最も大事にしているのは父からの言葉で、「夢を夢で終わらせるな」です。これは私が20歳の時にドイツに短期留学をした際にもらいました。陸上競技の短距離選手としてオリンピックでの活躍を目指し、その強化策の一環として自主的にドイツに7カ月ほど滞在しました。この時、受け入れ先のベルリンのチームに住む場所の斡旋などをしてもらいましたが、トレーニング仲間の家に居候、建設現場の空き部屋、そして友人であるドイツ人理学療法士の家と、転々としました。そのためか、落ち着きのない生活を送っていたことを今も鮮明に覚えています。こうした生活環境の中、父から送られてきた手紙の中に同封された付箋に「夢を夢で終わらせるな」という言葉が書かれていました。この言葉を見た瞬間に激励する父の姿が目に浮かび、勇気づけられたことを思い出します。そして力がみなぎり、「夢は達成するものである」ということを強く意識し、気持ちが落ち着きました。子ども達に対して夢を持つことの大切さを説く機会は社会全体でも非常に多いと思います。学校や課外活動、もちろん家庭でも、夢を持つことの大切さは頻繁に伝えられているのではないでしょうか。夢を持つことは目標達成のスタートですが、残念ながら、夢を持つだけで終わっているケースも多くみかけます。そこには、夢を達成するための方法を考えることが欠けていると感じています。それゆえ、夢を達成するには「何が必要か、何をすべきか」ということを考え、それを実践するという行動が必要であるということを父の言葉から強く認識しています。

私は中学入学から30歳まで、競技者として活動していました。中学入学直後、陸上競技部の顧問の先生に「私はオリンピックに出場したいので、そのために中学生として必要なトレーニングをさせてください」と言ったそうです。今考えると非常に生意気な台詞ですが、オリンピック出場に対し、夢というよりは実現すべき目標として捉えていた証だと思います。そのため、どうやったら速く走れるのか？ということを中学時代からよく考えていました。世界的トップ選手の録画映像をひたすら見続けたり、また専門誌からトレーニングの情報を入手したりと、その当時できる限りのことをしていたと思います。そして中学生のレベルではありますが、そこから自分にとって何が必要か、どのようにすべきかをよく考えていました。そして、こうした行動は高校に入学してからも継続しました。高校時代の顧問の先生は指導者として非常に有能な方で、「才能が足りない選手でも伸ばすことができる、勝利をもたらすことができるトレーニングが最高のトレーニング」がモットーでした。そのため、中学時代とは比較できないほどの高いレベルでの思考と行動が求められました。先生からもトレーニング計画の立案方法や走りの技術に関する質の高い指導を受け、その時に獲得した知識が現在でも基礎となっています。私は選手として特に才能豊かではなかったので、周囲からは努力の必要性を説かれていました。そのため、この先生のモットーは心に大きく響きました。自身の目標であるオリンピックでの活躍を達成するため、適切なトレーニング方法について考え続ける原動力になった事は確かです。さらに、入手できる情報は中学時代とは比較にならないほど専門的で、そこから考え出す行動の質を問われたので、思考力もレベルアップしました。スポーツといえば、身体的な才能に依存することは誰もが知るところです。しかし、それがすべてならば、生まれ持った時点で勝敗は決まっていますし、トレーニングを積み重ねる意味もありません。そのため、自身の目標を達成するには、適切に考えることが重要です。才能のある選手に勝つには、システマティックにトレーニング計画を構築しなければなりませんし、細かな要素にまで気を配って実践しなければ、トレーニングの質も担保されません。したがって、丁寧かつ繊細に取り組むことが求められます。また実践した後の反省と改善も不可欠です。父から言葉をもらった際にこうした行動の重要性を痛感し、新たに夢で終わらせない決意をしました。

その後、22歳の時にオリンピックに出場しましたが、メダル獲得という目標を達成できなかったため、その後も競技を続けました。そのため大学卒業後、さらなるレベルアップを目指して活動拠点をドイツ・ベルリンに移しました。この時は、ドイツの大学での勉強も大きな目的でしたので、文武両道を目指し、ドイツに長期滞在をすることになりました。この滞在は非常に有意義であったことは間違いないのですが、すべてが順風満帆であったとは言えません。特に日本への帰国が決定したプロセスは非常に不本意な形でした。納得のいかないまま急遽日本への帰国が決定したため、非常に落ち込みました。しかしこの時指導を受けてきたドイツ人のコーチから、環境にかかわらず自身のベストを尽くすことの意味を説かれました。自身の夢や目標を達成する環境は1つではなく、その時の環境に合わせてベストの方法を実践する重要性を教わりました。環境にはさまざまあり、自身が望む環境、望まない環境、あるいは自身で変えることができる環境、そして自身では変えることのできない環境まであります。そして自身が望まない環境下に置かれた場合、不平不満を募らせ、その環境を言い訳にすることが多いと思います。しかしこのコーチの話によって、現状と将来の状況を踏まえて何をすべきかについて考えるようになり、帰国後の生活に対して悲観的にならず、最適な行動を見出すことに繋げられました。この経験以来、さまざまな環境における対応の柔軟性が増し、これに伴って行動のバリエーションが増え、ストレスなどの環境の影響を最小限にとどめて自身の目的や目標を達成する方法について考え行動できるようになりました。これも父の言葉に繋がる行動だと改めて感じました。

父の言葉によって、漠然と夢を追いかけるのではなく、現実的にそして必然的に目標が達成できるように努めることの重要性を教わったと思います。自身の行動について常に考え、そして最適な方法を見出すこと、そしてそれに全力で取り組むことが目標達成には非常に重要だということです。盲目的に行動するのではなく、常に客観的かつ批判的に自身の行動を観察し、そして考えるとともに最適な行動を模索しながら活動していくこと、また想定外のシチュエーションに陥っても柔軟に対応することも不可欠です。こうした一連のプロセスを経ると、結果に関係なく、経験という将来に対する大きな財産になります。年齢を重ねても、常に「夢を夢で終わらせない」よう、レベルアップしていけるようにこれからも生きていきたいと思います。

執筆者　杉本 龍勇（すぎもと　たつお）

法政大学経済学部教授。専門分野はスポーツ経済学ならびにスポーツマーケティング。またその傍ら、陸上競技ならびにフィジカルトレーニングの指導者としても活動し、子どもから日本代表選手までを指導している。

Kotonoha 4

過去を尊重し、未来を考える

これは、日本のコーチング学を牽引する先生からいただいた言葉です。この言葉に出会い、私の考えは一変しました。そこで、今後どのような生き方をし、社会に貢献していくべきかを明確にすることができました。

誰もが知るところですが、わが国のスポーツ界には素晴らしい歴史があります。一方、錚々《そうそう》たる歴史を持つがゆえの問題もあり、その１つとして、スポーツ指導者（コーチ）の不適切行為が社会問題となっています。とりわけ、プレーヤーに対する暴力は非難されつつも、未だに無くなっていません。そのように権威を振りかざしたり、経験則のみに頼る旧態依然としたコーチを再教育し、現代に合った学びを支援する「コーチのコーチ」をコーチデベロッパーと呼びます。

私は、これまで長くバレーボール競技に携わってきました。バレーボールは、オリンピックの球技で、日本が男女とも金メダルを獲得したことのある唯一の種目です。日本のお家芸とも称され、国民的スポーツとして親しまれてきましたが、残念なことに、未だコーチの不適切行為が後を絶ちません。2023年の１年間だけでも、プレーヤーへの暴力事案が数件報告されています。

現在、私は日本バレーボール協会でコーチング現場から暴力を一掃することに取り組んでいます。しかし、壁は非常に厚いと感じています。それは、過去の栄光から脱却できない人や組織が残っているためです。日本のバレーボールは、長く世界をリードしてきたことから、当時築かれた文化を美化したまま、時代の変化に適応できない、あるいはしようとしないコーチがいることが一因です。

これは、バレーボールに限りません。過去の体験や法則に縛られ、時の移り変わりに即して思考・行動をアップデートできていないコーチが少なくありません。このような実態に鑑み、国を挙げて進められたのが、コーチデベロッパーの養成です。私は幸いにも、その養成講習会に参加することができました。「過去を尊重し、未来を考える」は、コーチデベロッパー養成講習会を主導していた先生がおっしゃっていた言葉です。

皆さんは、「過去を尊重し、未来を考える」から、どのような意味を想像するでしょうか。端的に言えば、過去の出来事を大切にし、それを活かして未来を考えることです。実は、この言葉に出会った頃、私は人生の転換期を迎えていました。目標としてきた舞台にいよいよ立つ矢先に、よからぬ事態が重なり、思いも寄らぬ急展開で、ある役割から退任することを余儀なくされたのです。

目標の舞台に立つため、これまですべてを注ぎ込んできました。それにもかかわらず、前触れもなく梯子を外され、2、3カ月は心ここにあらずという状態が続きました。この間、退任したことばかり回想して自暴自棄に陥り、多くの関係者に愚痴をこぼし、迷惑をかけてしまいました。自身の至らなさやネガティブな出来事に向き合うことができていない時期でした。おそらく、平常時にこの言葉を見聞していれば、これほど影響を受けなかったと思いますが、当時の境遇も相まって心揺さぶられ、衝撃を受けたのです。まさに、閉ざされた扉が未来に向かって開いたような「これだ」という感覚があり、すぐに講習会で提供された資料の表紙に大きく赤字でメモしたことを覚えています。

この言葉を講習会後も幾度となく見返していると、「尊重し」の部分が気にかかりました。講習会で先生は、なぜ「尊重し」と発言され、何を意図されたのか、自分なりに考えてみました。その結果、きっと過去を単に良い/悪い出来事として表面的に捉えるのではなく、もう一歩踏み込んで過去を冷静に省み、そこにどのような意味があるのかを深く考え、未来に活きるヒントを見い出すことが重要であると伝えたかったのではないかと解釈され、これが「なるほど」ととても腑に落ちました。この体験がきっかけとなり、例え経験したことがその時にネガティブに感じられても、どのような形であれ、未来へつながっており、役に立つ時が来ることに気づきました。同時に、自身は過去に囚われ、経験した出来事がどのような意味を持つのか考えることもなく、未来へ進んでいないことも思い知りました。

ここから、さらに学んだことがあります。1つは、「成果を得るには相応の時間がかかる」ことです。私達は、過去に学んだことを活かし、すぐに行動を変化させることができますが、その成果を短時間でたやすく得ることはできません。スポーツに置き換えれば、今日トレーニングを行ったとしても、すぐに筋肉がついてパフォーマンスが高まる訳ではないことと同じです。ゆえに、長期的な目線で小さな努力を重ねていくことが大切であると気づきました。

もう1つは、私達が豊かに生きる上で「経験がものを言う」ことです。それは、経験しなければ、学ぶことができないと感じたためです。ポジティブ/ネガティブを含め、経験が多様であればあるほど、学びは豊かになり、将来さまざまな場面で役立ちます。ゆえに、経験は大切であり、またその経験にどのような意味があるのかを意味づけることが重要であると気づきました。

以上のように、私にとって「過去を尊重し、未来を考える」という言葉には、字面だけでは理解し難い、深い意味が込められていると悟りました。あの時の境遇をもって、この言葉から「これまで遭遇したあらゆる経験に向き合い、そこから前向き、かつ積極的に教訓を引き出し、より良い未来を模索していく」姿勢を忘れてはならないことを教えてもらいました。

人生では、度々苦しい、悔しい、恥ずかしい経験をします。これらは、確かにその瞬間はネガティブなものであるかもしれません。しかし、ネガティブな経験にも意味があり、今後に役立つヒントが多くあるものです。大切なことは、得た経験を一時的な出来事で終わらせるのではなく、それぞれの経験にどのような意味があり、未来に活かすことができるのかを考えることであると思います。傷ついたり、後ろ向きになる時でも、少し時間を置いて平静に戻った後、経験したことから何か気づきを得ることができれば、それを未来に活かすことができます。人生において、ネガティブな経験は決して無駄にならず、むしろ、未来をより良くするために必要であるというマインドでいたいと望んでいます。

私達はどこへ向かって生きているのでしょうか。すべての人が「未来」であるはずです。過去に戻ることはできませんが、未来へ歩みを進めることはできます。また、現在が過去の積み重ねであるように、未来も現在を含めた過去の積み重ねであり、過去と現在なくして存在しません。過去に縛られたり、現在に一喜一憂することもありますが、すべての経験が未来へつながっており、必ず役に立つ糧となります。

現在の自分は、これまで経験してきた過去から自らがつくりあげたものであり、自分だけのものです。このことは、未来にも当てはまります。だからこそ、私は自分の人生を他者と比較したり、他者のことを羨む必要はなく、自分だけが経験してきた過去に誇りをもち、それを活かして自分らしい未来を創っていくことが大切であると信じています。そして、「過去を尊重し、未来を考える」という言葉を、人生を支える哲学として肝に銘じ、これからも自分らしく正直であり、今に全力投球しながら貪欲に過去から学び、未来に向かって進み続けていくつもりです。

執筆者　山田　快（やまだ　かい）

法政大学経済学部教授。日本スポーツ協会コーチデベロッパー、国際バレーボール連盟公認コーチ。座右の銘：人が人を選ぶ。大切にしているもの：謙虚さ、地道さ、道理、期限。常套句：それは人としてどうなのか。

Kotonoha 5

エディ、俺がバスケットボールを好きなのを知っているか？

私は大学教員として教鞭をとりながら、公認心理師、臨床心理士として地域の皆様へのカウンセリングをしています。専門は大人の発達障がいです。皆さんもネットやSNSなどで目にしたこともあるでしょうが、注意欠如・多動症、自閉スペクトラム症などが発達障がいに含まれます。要するに、精神的な病気で苦しんでいることもありますが、根本的には生まれつきの特性が小数派であるために困難を抱えている人たちにカウンセリングをしているわけです。今思えば、これからお伝えするストーリーが、私にとって小数派の方々への態度を考えるきっかけになった出来事でした。

「世界で一番進んでいる場所で心理学を学び始めたい！」と20代の私はアメリカの北東部、バーモント州にある大学に留学しました。心理学は言葉を使う学問であるため、英語が母語ではない人間が学ぶのは困難です。そのために心理学を履修し続ける留学生は私一人でした。その時点で私も少数派だった訳です。その大学は全寮制で、2名1室で生活することになっていました。私は大学に頼んで留学生同士ではなく、アメリカ人の学生とルームメイトになるようにしてもらいました。その中で留学2年目の夏休みの数カ月間だけ、エディ（仮名）とルームメイトになりました。

ルームメイトのエディは、どちらかと言うと物静かで繊細な学生でした。私と同様に音楽が好きで、部屋にいる時はお互いに好きな曲を流して、一緒に聴きながら話をしていました。それなりに勉強もしていたようですし、感じの良い好青年です。ただ、エディは夜になると必ず部屋から出ていき、部屋では寝ないのです。私は「彼女の家にでも泊りに行っているのかな？」とあまり気にしていませんでした。時が過ぎるにつれ

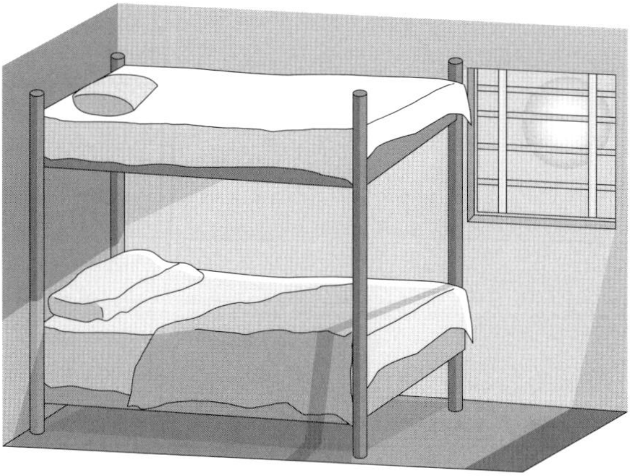

て気づいたのですが、エディは特定の男子学生とよく遊んでいました。もちろんその友人も私たちの部屋にも遊びに来ていて、私も一緒に話をしたり、音楽を聴いたり、野球、バスケットボール、アメリカンフットボールをテレビで観ていました。

忘れもしません。あれは夏でも25度くらいの涼しく快適な日の夕方でした。エディと仲が深まり、お互いに無理をして話をしなくても自然と部屋で過ごせるようになった頃、私がR.E.M.のNight swimmingをかけていた時でした。エディが「ジュン、それは俺の大好きな曲だ」と、わざとに少し強い口調で喧嘩をふっかけるように言ってきました。私は同じように強い口調で、「いや、エディ、これは俺が選曲したじゃないか。俺の好きな曲だ」と笑顔で言い返しました。するとまたエディが「いやいや、これは俺の曲だって。昔からそうなんだ」と訴えてきます。もちろん私も返して、という応酬が何回か続いた後、エディが少し神妙な面持ちで「ジュン、俺がバイセクシャルって知っているか？」と言ってくれました。私は迷うことなくすぐに「エディ、俺がバスケットボールを好きなのを知っているか？」と答えました。その後、お互いに沈黙となり、清々しい空気と夕日を感じながら、Night swimmingが流れ続けました。

そうです。エディはいつも遊んでいた男子学生と恋人で、彼の家に毎晩泊りに行っていたのです。私も薄々感じていましたが、特に気にとめることもなく、その後もこれまで通り、あるいはそれ以上にエディと仲良く過ごしました。

エディへの私の言葉は「エディがバイセクシャルであることは、俺がバスケットボールを好きなことと同じような意味だよ。誰が何を好きだって良いじゃないか」というような意味をあまり深く説明することもなく伝えた言葉でした。変に何かをごまかしたり、バイセクシャルであることを伝えてくれたエディに対して取り繕った訳でもなく、心の底からの本心でした。今でも不思議なのですが、その頃から多様性というものや少数派ということに対してあまり偏見無く接することができていたのかもしれません。あるいは、私自身が留学生として少数派という立場で日々過ごしていたことも影響しているのかもしれません。あの時、エディと私はお互いに無言でしたが、あの Night swimming とバーモント州のあの夏、空気感、我々二人の何とも言えない信頼感に浸る感覚は、25 年ほど経過した今でも鮮明に記憶に残っています。

冒頭にも述べましたが、現在、毎日のように大人の発達障がいの方々のカウンセリングをしています。私はエディと過ごした時のように少数派であるその方々と話をしているような気がします。というのも、発達障がいとは、うつ病や睡眠障害などの精神疾患というよりも、生まれつき持った特性がたまたま小数派であり、多数派の世の中で生活することに困難さを抱えている方々だからです。病気というよりも個性が少数派であるというだけなのです。私が留学時に少数派であったことと変わりませんし、エディがバイセクシャルということとある意味では似た所があります。その発達障がいという少数派の方々が抱える日常生活や仕事上の問題をすべて無くすというよりも、小数派でありながらもいかに多数派の世の中で生きがいを持って過ごしやすくできるか？ という観点も持ちながらカウンセリングを続けています。もちろん、カウンセリングにはさまざまな技法・理論やテクニックも必要です。私は大学教員としてそのような技法・理論やテクニックも教えています。ですが、エディとのあの無言の時間の意味が分かるようなカウンセラーの卵を育成していきたい。Night swimming を聴くたびに今でもずっとそう思い続けています。

執筆者　金澤 潤一郎（かなざわ　じゅんいちろう）

北海道医療大学心理科学部准教授（博士：臨床心理学）。公認心理師、臨床心理士として、大人の発達障がいの方々へのカウンセリングが専門。スポーツ心理学、万引き防止、腎移植患者のメンタルヘルスなど幅広く活動中。

Kotonoha 6

あいつらはすごいんだ

「この子は聴こえてないんじゃないか？」

息子の異常にいち早く気づいたのは義父でした。息子がもうすぐ満1歳になろうという、昭和63年の春のことです。しかし、その時の私はそんなはずないとその言葉をすぐに打ち消しました。何故なら息子は、後ろから人が来ると、すぐに振り向くなどの反応を示すことがあったからです。確かに上の娘の時には、新聞をめくるカサッという音でもびっくりして起きてしまうほどでしたが、息子の時はとてもよく寝てくれて「さすがは男の子」「これは大物になる」などと良い方に解釈していました。でもそう思いながらも、義父の言葉以来、心の奥底に言い様のない不安が芽生えるのも感じていました。

息子は生後1カ月でひきつけを起こし、市内の総合病院に入院。代謝異常が見つかり、投薬と定期的な受診がちょうど1歳になるまで続いていました。その間、小児発達の専門医にも診てもらっていましたので、義父が言い出した疑惑について問いかけてみたのです。医師は「両耳とも聴こえないなんてことはありませんよ」と断言しました。それでも念のためと院内の耳鼻科で検査を受けましたが、担当した若い医師からは「鼓膜の動きは正常です。こんなに小さくては聴力は測れません」と言われました。

そう言われても、私の中の不安は日に日に大きくなっていきました。当時私の職場の隣には図書館があったので、毎日昼休みになるとそこに通い、小児難聴の本を読みあさるようになりました。そこで「子どもの難聴がわかったらできるだけ早く補聴器を装用し、言葉の訓練をすることが重要である」と知ったのです。日々の生活の中でも息子の音に対する反応が鈍いことを少しずつ実感していた私は、いてもたってもいられなくなり、医師に頼み込んで県内の大学病院に紹介状を書いてもらいました。そして、息子が１歳２カ月になる頃、大学病院での検査の結果、「高度の感音性《かんおんせい》難聴」（聴神経や脳に原因があり、治療は困難）との診断を受けたのです。不安は残念ながら現実のものとなってしまいました。息子は両耳の聴力損失100デシベルとのこと、これは飛行機の爆音レベルの音でないと聴き取れないことを意味します。私も主人も絶望の淵に突き落とされた思いでした。どうしてうちの子が？妊娠中、ひどい咳が続いたから？ストレスを溜め込んでいたから？…、自分を責めることしか脳裏に浮かんできませんでした。後になって思えば、息子が背後の音に振り向いたのは、向かいに座っていた私の視線を追っただけだったのかも知れません。今では当たり前のように行われる新生児聴覚検査も、耳鼻科医の中でさえ浸透していない時代でした。

その後、小児難聴の専門外来のある東京の大学病院に通院することになりました。そこでは、難聴の子どもに対する接し方や親の心構え、言葉の教育方法、毎日の記録の書き方など、両親への講話の時間があり、聴こえない子を育てるには、大変な根気と労力が必要だということを改めて知らされました。それは到底、仕事を続けながら片手間にできることではなく、私は息子が２歳になる年に退職し、息子の療育に専念することになったのです。親子で聾学校の乳幼児教育相談に通い、言葉の獲得のための奮闘の日々が始まりました。学校に行かない日でも、補聴器を着けた息子と向き合い、どこへ行くにも自作の絵カードを持っていって言葉かけをする毎日でした。少しでも多くの物、動物や乗り物を実際に見せて話しかけてあげたかったのです。そして帰宅すると、その日にやったこと、補聴器を着けた息子の聴こえの反応や、興味をもったことなどを細かく記録するのが日課となりました。当時の難聴児の教育法は「聴覚口話法《ちょうかくこうわほう》」（補聴器により残存聴力を最大限に活用しながら、相手の口形を読み取り、話す内容を理解できるよう訓練する。また、自分も声を出して話せるように発声・発音訓練を行う教育方法）が主流で、少しでも健聴者に近づけることが良しとされていました。私も他の難聴児がきれいに発音しているのを見ると、とてもうらやましく、何とか息子にも健聴者に通じる発音ができるようになってもらいたいと必死でした。この頃の私の写真に笑顔が少ないのは、心にゆとりがなかったからだと思います。

そんなある日、義父が私にこう話しかけてきたのです。

「気にすることないぞ。あいつらはすごいんだ。聴こえなくても、運動もできるし、頭もいい。おれはずっと見てきたから分かるんだ」

素面の時にはとてもシャイな義父なのに、何か言わずにはいられなかったのだと思います。その時の私がよほど暗い顔をしていたのでしょう。義父は、奇しくも息子の通う聾学校のすぐ近くの高校に通っていたそうです。聾学校は高等部まであるので、校庭で活発に運動する生徒を見たのでしょうか。通学電車の中で、難解な本を読む姿を見たのかも知れません。きっと、同じ高校生として「すごい！」と敬意を抱く体験があったのでしょう。義父は多くを語りませんでしたが、この時の言葉を聞いて私はフッと肩の力が抜けていくのを感じました。そうだ、なにも健聴者に近づける必要などないのだ、聴こえないことは劣っていることではない、聴こえない息子はありのままの息子でよいのだと…。

息子は幼稚部に入るのを機に別の聾学校へ転入。そこでも口話教育が中心でしたが、補助的に発音サインを使ったり、中学部からは手話を取り入れるなど、柔軟な教育方法を採っていました。手話は必ず必要になると考えた私は、やがて地域の手話サークルに通い始めます。その後、市主催の手話通訳者養成講座を受講、何とか採用試験にも合格し、市の登録手話通訳者として働くことになりました。手話通訳者全国統一試験も、この時にはまだ始まっていませんでした。そして登録通訳者として10年が過ぎた3月11日、あの恐ろしい東日本大震災が起きたのです。震災後の混乱は大変なもので、被災地では多くの応援を必要としていました。折しも通訳の派遣元から届いた1通のFAX。それは被災地の応援のため手話通訳者を募集するという内容でした。しかし、応募資格には「全国統一試験合格者または手話通訳士」であることが条件となっていたのです。私にはどちらの資格もありませんでした。いざという時に自分は何の役にも立てないのだ…それが厚生労働省認定の手話通訳士資格を取ろうと思ったきっかけです。その年の通訳士試験が迫っていた9月、それまで何度も入退院を繰り返していた義父が9回目の入院をしました。いつ急変するか知れない枕もとで、私は何度も「あの時私を励ましてくれてありがとう」と言おうとしたけれど、胸の内でつぶやくばかりで言葉にはなりませんでした。そして10月、通訳士試験を終えた翌週に義父は静かに息を引き取りました。まるで私の試験が終わるまで頑張ってくれたかのようでした。

翌年、仏壇の義父に手話通訳士の合格証書を見せて、やっと感謝の気持ちを伝えることができました。今、手話通訳現場に立って心がけているのは、聴こえる人、聴こえない人双方に対してリスペクトする気持ちを忘れないこと。両方の立場を理解し尊重する姿勢を忘れてしまっては、円滑なコミュニケーション支援は難しい、と先輩方から教わりました。誰に対してもリスペクト…、あの時の義父の「あいつらはすごいんだ」という言葉にも、まさにこの姿勢が込められていたと思います。義父のこの言葉は、私にとって特別で忘れられない、大切な言葉となりました。最後に、成人した息子は就職し結婚、そして可愛い子もさずかり、私たち家族にこの上ない幸せを分けてくれていることを書き添えておきます。

執筆者　小髙 洋子（おだか　ようこ）

1957年生まれ。鎌ケ谷市職員として9年間勤務後、船橋の手話サークルに入会、以来聴覚障害者と手話に対する理解を広める活動を続けている。船橋市登録手話通訳者、日本手話通訳士協会会員・全国手話通訳問題研究会会員。

Kotonoha 7

山も川も岩も、全ての人も、全ての神も、同じ神様だよ

不安のない人はいないと思います。しかしどんな人も、オギャーと生まれた瞬間は不安などなかったと思います。生きれば生きるほど、多くの人は不安を抱きます。そして、自分のことを「誰よりも不安を持っている、世界一不幸な人間」と考える人もいます。それゆえ、人は不安を取り除こうと必死になります。

もし、この不安が消えれば、人はずっと幸せになれるのではないでしょうか。

私は、いついかなる時も、「幸せですか」の質問には、即答で「幸せです」と言い切ってきました。でも、ずっと成功し続けてきたかと言うと、とんでもない。馬鹿じゃないかと思われるような失敗を沢山してきました。

私の本業は教育ですが、かつては投資家でもありました。リーマンショックが来るという予測が当たり、「これはチャンス」と思って、下がれば下がるほど儲かる信用カラ売りという投資をしました。案の定、下がる株が続出して、1日で5百万円の儲けを出したこともあります。

しかし、その日がきました。「これは絶対下がる」と見込んだ株に、全資金を注ぎ込みました。しかしその会社は、日本の四大財閥系の子会社でした。経営不振になれば信用問題ということで、株を親会社ですべて買い取るTOBを仕掛けたわけです。その日から10日間以上、連続ストップ高となり、結局5千万円が消えました。カミナリが落ちたようなショックはあったのですが、意外に冷静でいられました。これで株式投資が止められる、本業に一生懸命になれる、かえってよかったと思う気持ちがどんどん湧いてきました。

私は、株で儲かることは絶対にないと分かっていました。なぜなら、人は勝ち逃げできないからです。仮に、100万円儲けたとします。それ

が、80万円に減ったとします。まだ80万儲けているのですが、ほぼ100%の人が、20万円損をしたからそれを取り返そうと思ってしまいます。そして株を止める時は、大損をして、人から資金を借りることもできなくなって、どうしようもなくなって止めます。株だけでなく、パチンコ、競馬なども勝ち逃げはできません。大負けしてどうにもならなくなって、やっと止めるのです。

大損をしました。でも、考え方を変えれば、これで止めることができました。大切な二度と戻らない時間を何の生産性もない時間に注ぎ込んできた人生から抜け出せる、大チャンスをもらったと思いました。

私がなぜ、そういう考えにすぐ切り替えることができ、不安をあまり持たない人間になれたのか？　私は「人間万事塞翁が馬」を座右の銘としていますが、それを実行でき、不安を持たないで幸せに生きてこられたのは、運命的な出会いがあったからです。それは、嫌々ながら入学した大学で、ゼミを担当されていた財政学の教授との出会いです。

私は大学の外の社会的活動に熱心で、大学にはあまり行っていなかったので、ゼミ試験に落ちてしまいました。しかし、教授の財政学を学びたかったので、いつも一番前の席で、教授の講義を受けていました。すると、その教授に呼ばれ、「お前、変わってるな。ゼミの試験に落ちた生徒は、一度も私の講義を受けに来ない。なのに君は、一番前で熱心に聞いている。よし、気に入った。私がゼミに入れてあげよう」と言われ、その教授の研究室に、まるで助手のように出入りさせてもらえるようになりました。

そこで驚くことを聞かされました。「私は日本神道の研究家でもあります」と。神道は、天皇、とりわけ右翼とつながるような解釈もあり、私には良いイメージがなかったので、驚いたわけです。私はその頃、キリスト教のプロテスタントの洗礼を受けていました。プロテスタントでは隣人愛が最も大切な教えなのに、一方でカトリック派は敵と教えられました。日が経つにつれて、それはおかしいと思い、精神が乱れ、他の宗教はどうなのか聞いて回りました。しかし、どの宗教も隣人愛が基本なのに、自分の信じている宗教以外は敵なわけです。

人類の戦争の多くは、この宗教争いが原因だそうです。隣人愛と、自分の宗教以外は敵という考えは、絶対矛盾です。

これからどうやって生きていこうか、不安で心配でたまらない毎日を過ごしていました。そういう時に、ゼミの教授から、日本神道の教えを聞かされ、神道が今まで思っていたイメージと全く違うものと知りました。世界中の宗教は、唯一神です。だから、自分の宗教以外は敵になります。しかし、教授から、その後の人生を大きく変えた一言を聞かされました。

「津川君、日本神道には八百万（やおよろずと読み無数の意味です）の神という教えがあり、山も川も岩も、全ての人も、全ての神も、同じ神様だよ」

そう聞かされた瞬間、暗闇から光がぱっとさしてきた思いがして、「救われた！」と思いました。そこで初めて、敵をもたない宗教に（神道は宗教ではないのですが）出会うことができました。万物、全てが神様、どの神様も八百万の神の１つである。この考え方で、人生が一変しました。

続けて教えてもらったのは、守護神の教えです。先生は「人生全て、一人一人自分の神様、守護神をもっている」とおっしゃいました。それを信じれば、悩み不安は、全て守護神にゆだねることができると。

何せ神様だから、無限の愛の懐をもっていらっしゃいます。ありとあらゆる不安、心配をすべて良くしてくれます。私は個人的に、八百万の神様の中の１つを選び、その神様にあらゆる心配ごとを預けることにしました。

拝み方にはルールを決めています。拝礼の仕方はお願い事を過去形にして、「○○してもらい、ありがとうございました」と拝みます。願いを過去形にして、願いが叶った状況をリアルに思い描くほど、心から感謝することができ、その思いが神様に届くと思うからです。結果、不安や心配が極端に減り、何事も怖がらず、自由にやりたいように生かしてもらってきました。

日本人の多くは、無宗教と言います。しかし、ほとんどの日本人は、お正月にお詣りします。無意識のうちでは、神様を信じていると思います。ならば、なぜ、お正月だけ助けてもらおうとお願いするのでしょうか。365日一年中助けてもらえれば、どれほど悩みや不安はなくなり、幸せになれるか、なぜ気づかないのでしょうか。

私は、それに気づかされたおかげで、自分だけの守護神をいただいた時から、いつでも、「あなたは幸せですか」の質問に、自信をもって「幸せです」と言えています。言い換えれば、これは心配や不安をなくし、幸せになるための最高のノウハウと言えます。

私は、これをとりあえず、個人宗教と言っています。宗教の団体を作ると、そこで、勧誘とか、寄付とか、面倒なことが起こります。相手にも、相手が信じる八百万の神がいて、そして、相手にも守護神がいるということを信じるだけです。

私の人生を振り返ると、正直、幸せそのものでした。幸せにしてくれて、神様には感謝しかありません。今、裕福な生活はしていませんが、子どもも孫も妻も、94歳になる母も元気で、幸せです。世界中のすべての人が、自分の神様に気づき、自分も相手も同じ神様として互いに敬うことができれば、その瞬間から、世界中の人が幸せになれるでしょう。

そうなれば、初めて世界中から戦争がなくなります。私はそれを願っています。

執筆者　津川 博義（つがわ　ひろよし）

社会人のほぼすべて、知らないうちにリスキリングなしに、仕事できない時代になりました。つがわ式はそれに対応し、世界初、リスキリング用大人の記憶術の開発に成功しました。詳しくは、https://www.tsugawashiki-kiokuhou.com/

Kotonoha 8

熱くなれ、冷静に

野球に明け暮れていた高校時代、鬼コーチからもらったこの言葉は、聞いた瞬間に雷のように響いて脳裏に刻まれました。16歳、高校2年生の秋でした。

なぜそれほど強く印象に残ったかというと、当時は「熱くなればなるほどいい」と思い込んでいたからです。野球に明け暮れた高校3年間は、熱血と気合いを求められてばかりでしたから。きつい思い出ばかりが記憶に残っています。

例えば、地獄の夏合宿の締めくくりは恐怖の連続ダッシュです。数百本のノックを受けてクタクタのところに浴びせられた「用意、ゴー！」の声は今も思い出します。ちょっと受け入れられない方もいるかもしれませんが、最後は倒れて救急車のお世話になった先輩もいました。練習中に水を飲むのがご法度だったのも、昭和の名残だったのかもしれません。

1年生の頃からひたすら熱血を求められ、試合になれば声がつぶれる寸前までベンチで騒ぎ立てろと教えられてきました。ところが、鬼コーチは熱くなれの後ろに「冷静に」をつけたのです。この言葉の意味を大事な試合で思い知ることになります。

同点の9回、2アウトでランナーが3塁にいました。降りしきる雨中の熱戦。誰もがピッチャー対バッターの勝負に固唾をのんでいた刹那、3塁ランナーが突然スタートを切ったのです。呆気に取られている間に生還を許しました。ホームスチールでの決勝点。まさかの幕切れでした。

「熱くなるばかりでは失うものもある」。春の冷たい雨に打たれた苦い思い出とともに、教訓が残りました。熱くなっている時こそ、どこか冷めた気持ちで、上からその場を眺めているもう一人の自分にいてほし

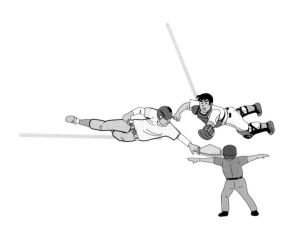

い。カッカしているように見えてクールなハートを持つのか、冷静に見えて内に秘めたスピリットが熱いのか。どちらなのかはわかりませんが、それからは一見矛盾するこうした気質を追い求めて生きてきたように思います。

新聞記者という職業に就いて20年あまりがたちました。失敗した経験をあげればキリがありませんが、今思い出しても顔から火の出る思いがする経験もしました。

ある会社のトップ人事を追いかけていた時、夜討ち朝駆けを繰り返してようやく捕まえた取材先が、深夜にもかかわらず自宅に上げてくれたのです。今考えればなんと失礼な若造かと思いますが、待っていたのはお説教でした。

「君たちはそうやって目の前の些事ばかりを追いかけているが、もっと広い世界を見たらどうだ。たとえば湾岸戦争で日本は1兆円以上の戦費を供出したが、そのお金はどこに、どうやって使われたのか、検証したのか？　世間が忘れても、忘れずに追いかけ続けるのがジャーナリズムではないのか？」。視野の狭さを思い知りました。

目の前の特ダネばかりを追っていると、人間はデティール（詳細）の沼に陥りがちです。細部にばかりこだわり、全体像に目をやるのを怠ってしまうのです。いわゆる「木を見て森を見ず」の状態です。私の職場では「たこつぼ」なんて言われることもあります。

道ばたに落ちていた小さな話題を軽いノリで書いたら、爆発的に読まれるといった経験を何度かしました。鳥の眼をもって上空から眺めると、まったく違う世界がみえることがあります。視野が広がると、追いかけていたネタも転がり込んでくるから不思議なものです。

記者人生では札幌にも大阪にも、名古屋にも住みました。仙台には2度赴任しました。担当した分野も行政から企業取材、スポーツ、震災まで、多くを経験させてもらいました。良く言えばオールラウンダー。「根なし草」なんて言われることもあります。

専門分野を持ち、生き字引のごとくスラスラと原稿を書き上げるスペシャリストに憧れたこともありますが、渡り鳥のようなキャリアパスが自分には向いていたのかな、と今は思います。高いバランス感覚を問われる場面に何度も遭遇してきたからです。「デスク」と呼ばれる内勤の管理職は毎日が修業の日々です。

記者の書いてきた原稿を整え、新聞に出せる水準に仕上げ、世に出すために最適な置き位置を探すのがデスクです。原稿が生まれては日々消費されていく新聞社に欠かせない交通整理員です。仕事の多くは連絡、調整、(失敗したときの)尻ぬぐい。これほどバランス感覚が養われる仕事もないのではないでしょうか。

24時間、世界からのニュースが飛び交う現場に身を置き、読者に有益な情報を選択し、それにどのような意味があるのかをきちんと示して掲示する仕事の難しさを痛感しました。記者と一緒に原稿のクオリティーを高め、読者へ届ける現場には緊張感が満ちていました。

一昨年夏、父を亡くしました。危篤と知らされたのは日曜日の夜10時。休日番で会社にいた私は猛ダッシュで会社を出て新幹線に飛び乗り、最終列車で病院に向かいました。結局、死に目には会えませんでした。73歳まで生きたのか、早い別れだったのかはともかく、記憶の中の父はいつも冷静な人でした。

父が慌てているのを見たのは一度しかありません。私が中学生の時、マンションの隣の部屋と実家を隔てる壁が異様に熱いのに気づいた時です。すぐに消防車を呼びましたが手遅れでした。隣家はあっけなく全焼しました。

そんな冷静な父でしたが、内には熱いものを秘めていました。私の通っていた保育園では卒園後も雑務を引き受け、休日にはボランティアで地域のおもちゃ病院に出かけていきました。社会の歯車となって貢献するという熱い信念。思っていても実践できないことをさらりとできてしまう人でもありました。

翻ってわが身のなんと小さなことか。想定外の事態が起きれば狼狽し、未熟な若手に苛立ちを覚えていた器の小ささを痛感しています。人生って、魅力的な人間になるために延々と続く訓練でしかないのかもしれません。このくらいでいいや、と思うのは、幕を閉じる瞬間でいい。そう思うことにしてから、少し肩の荷が下りた気もしています。

最近は仕事でも家庭でも「キレない、ブレない、テンパらない」が自分の中の合い言葉になりました。遠い先と思っていた人生50年の節目もすぐそこに迫ってきました。こうして元気で働いていられるのも家族があってこそ。私も少しは父に近づけたでしょうか。

大切なあの言葉と出会って31年。高校生になった息子はもう少しであの時の私の歳に追いつきます。「熱くなれ、冷静に」のスピリットは、私の人生に一本の芯を通す背骨となっています。16歳の偶然の出会いに感謝せずにはいられません。

執筆者　市原 朋大（いちはら　ともひろ）

日本経済新聞社記者。2000年入社、東京、仙台、大阪、名古屋、札幌を渡り歩きオールラウンドに取材経験。47歳で初の海外特派員となり、23年10月にメキシコ赴任。近著に「北の200万都市 生らサッポロ」。

Kotonoha 9

One for All, All for One

「ひとりはみんなのために、みんなはひとりのために（共通の目的のために）」。デュマの冒険小説「三銃士」に由来するとされるが、日本国内ではラグビーのチーム貢献への精神を説いた言葉として広く知られている。私はこの言葉の響きが好きだ。ラグビー歴25年以上。大学時代には主将として、ミーティングやハドル内で何度となく口にした。就職後の草ラグビー活動でも、ボランティアで務めた大学ラグビー部の監督としても、個人に諭すように、あるいは大声で、全員に伝え続けてきた。

このフレーズを通して言葉の持つ強さ、そして、怖さを考えさせられたことがある。

2011年3月11日、東日本大震災。当時、私はNHK福岡放送局で働いていた。九州新幹線の全線開業を記念した特別番組の司会を翌日に控え、仕上げの準備をしている最中だった。突然、国会中継が流れていた居室内のテレビ画面に緊急地震速報が表示され、未曾有の災害の様子が映し出された。その直後、開業特番の中止が決定。私は海外などでの現地リポーターの経験から現地派遣の命を受け、詳細の見えない被災地・岩手県での報道応援に赴くことになった。だが、空の便の情報は錯綜。取り急ぎ博多駅から新幹線で大阪に向かい、翌朝一番の便で、空路で唯一予約が取れた青森を経由して、陸路で岩手に入った。

翌12日、取材した釜石市では言葉を失った。港から1キロ以内の木造家屋は跡形もなく、津波に流された車が3台ほど折り重なったり建物の2階部分に突っ込んだりしていた。あまりに壮絶過ぎて現実味が沸かない。路上に散乱した泥まみれの魚を見て「漁港だからこのあたりに魚市場があったんだな」とか、駐車場に横倒しになった洗濯機や冷蔵庫を見て「あんなに重いものが軽い玩具みたいだ」などと、身近なものに置き換えないと状況を把握して頭の中で整理することができなかった。

釜石では中心市街地が津波に襲われたため、行政も機能していないようだった。地震発生から24時間経っていないということもあったが、現地の病院長の話が衝撃的であった。今回の災害では重傷者はいないという。「津波から逃げた」か、あるいは、「逃げられなかったか」のどちらか。一般的な地震で瓦礫の下敷きになった場合なら、重症でも生存の可能性がある。だが、その後の津波の海水によって、その可能性は絶たれた。「軽症」か「死亡」か。まずは生存者の救出を最優先にしている段階とのことであった。病院では、運び込まれる治療の優先順位を決めるトリアージで黒いタグの着いた遺体「クロ(現場ではそう呼ばれていた)」が増え続けていた。死亡者や行方不明者が何人かを数え上げるのではなく、以前の住民数から生存者数を除いた引き算。街中の取材中もブルーシートに覆われた遺体を見た。覆われる前と思われる部位も。

その後、盛岡市や宮古市などを移動しながら取材を続けた。当時、1万人余りが60以上の避難所での生活を余儀なくされていた陸前高田市でのことだ。陸前高田では、市役所の3階まで津波が到達して資料が流されていた。そのため、正確な数字が分からないとしながらも、半数の住民の安否が分からない状況であった。災害報道にかかわらず現場では、放送として報道する何十倍もの「声」を聞く。NHKという3文字に対する期待から被災者から寄せられる声だ。そのなかには受け止めきれないものもある。

被災から1週間が経った3月18日。夕方になって、取材していた避難所に号泣が響き渡った。何があったのかと駆けつけると、そこには被災者の中でも、自ら進んでご飯の炊き出しや掃除などを行い、気丈に振る舞っていた女性の姿があった。自分に区切りをつけるために、初めて倒壊した自宅を見に行った後、避難所に戻って状況を伝えていた場面だった。夫が震災当日から行方不明だったその女性は、傍に座った私の腕章に向かって「玄関と基礎がちゃんと残っていた。夫は立派な家を残してくれた」とだけ嗚咽《おえつ》しながら語った。

囲むようにして慰めていた避難所の知人らしき人たちは「一人じゃ泣けないでしょ、皆がいるところで思いっきり泣きなさい」と背中をさすっていた。聞けば、女性の夫は建設会社を経営していて、わずかに残された自宅での生存の可能性を信じていたという。そう教えてくれた女性も、自分の親が亡くなったことを新聞で確認しながらも、車のガソリンがないという理由で遺体を引き取りに行けず、さらに家が倒壊したため引き取るにもどうしようもなく「亡くなってまでこんな仕打ちになり申し訳ない」と悲しみに暮れていた。

慟哭《どうこく》は30分以上避難所に響き続けた。

避難所には「悲しみをあらわしてはいけない」という空気が漂っていた。自分よりも辛い思いをした人がいる。そんな暗黙の了解があるからだ。その避難所には、壁や階段の踊り場など、いたるところに「One for All, All for One」という標語が貼られていた。この言葉を目の当たりにしたとき、胸が締めつけられた。それまで私が発してきたのは、「自分の利益や満足ばかりを追求する自分本位の利己的な人物ではなく、他の人のために力を尽くす利他的な人物になって欲しい」、そんな願いを込める場面であった。だが、すでに限界で心身が擦り切れそうな人に向かって「頑張って」という激励の一言が酷なように、自らを鼓舞し献身的に行動している人たちに、軽々しく伝えられるような言葉ではないだろう。そもそも、それまで私は本当に相手の立場に立って言葉を用いてきたのであろうか。

被災した現場で、同じ悲しみを背負った者同士が労り合う。その気遣いや心の強さの向こうには、想像で補おうとする私とは深い溝が存在する。報道では、犠牲者の人数や倒壊した家屋は「数字」になる。瓦礫と呼ばれる1つひとつは、ローンを組んで立てた柱であり、家族に喜びを与えてきた家財道具だ。それぞれのヒストリーを代弁するのがマスコミの責務であるとは思う。頭で分かっていても、本当に難しい。

言葉の強さは、それを受け止める人間の強さによって決まるものだと感じている。言葉はときに自らを鼓舞したり仲間を結束させたりする力を与え、ときに自らを律しすぎるあまり本音さえ顕在化させることを許さずに奪ってしまうことさえもある。言葉の潜在的な強さを慮る。言葉を生業にしている私にとって、発する言葉とは覚悟と等価である。

執筆者　柴崎 行雄（しばさき　ゆきお）

日本放送協会アナウンサー。東京アナウンス室のほか九州等で勤務。40歳から、かねてより興味のあったラグビーの指導者資格を学びはじめる。休日はコーチとしてグラウンドで汗を流す。

Kotonoha 10

不愉快な批判には説明を要する

大学教員に転じる前に勤めていた四半世紀にわたるスポーツアナウンサーの時代を振り返れば、毎日ことばの奔流の中で暮らしていたように思います。音声言語で情報や状況を伝えるのが主たる仕事のように見えるアナウンサーですが、実際には、人の話を聞き、書かれたものを読み、対象をつぶさに観察した上で、何を口にするのか同僚と議論することにそれなりの時間を費やします。総じて言えば、マイクを通じて伝えるのは、時間をかけて集めた大量の情報のほんの一部にすぎないのです。収集にはかつてはメモ帳を使うのが当たり前でした。戸棚の奥の方に雑然と積まれた昔のノートを開いてみると、判読するのが難しい乱雑な文字が踊っています。立ったまま、時には歩きながら監督や選手のコメントを書きつけていった当時の記憶が戻ってきます。

スポーツ実況の世界では、放送のために自分用の放送資料を用意するのが基本です。何度も練習場を訪ね、データを集め、聞いておいた選手のことばを短く書いておく。プレーが止まった時や流れが変わった時に、理由づけのコメントとして使ったりすることがあります。とはいえ、事前に聞いておいた文言には、試合が進行していけば用をなさないものが少なくありません。そんなことが分かるようになって、いつしか放送資料の中に選手や監督のことばを書き付けるのは止めてしまいました。ことばそのものもさることながら、それがなぜ、どこで、どのように伝えられたかが、メッセージの説得力に影響すると気づいたからです。

印象に残ることばを残したスポーツ人といってすぐに思い出すのは、元サッカー日本代表監督で先年亡くなったイビチャ・オシムさんです。何冊もの本が出版され、サッカーファンだけでなく多くの日本人をうならせるフレーズが紹介されてきました。オシム監督のことばは、たとえ話として語られることが少なくありません。引き出しに大切にしまい込まれている哲学を、場面に応じて次々に取り出してくるような語り口は、日本のそれまでの監督には見られないものでした。それでも、活字化されたものは、前後の状況を外して示された、いわば限定された文脈の中から切り出されたものが多かったように思います。真意はどこにあったのか。それを捉えるためには、どういう状況下で、どんな心境の人間を相手に、どうした手法で伝えられたのか。ハーフタイムのロッカールームで、試合後のミーティングで、監督のことばが選手の心を打ったのは、それを口にする場とタイミングをわきまえていたからではないでしょうか。

練習の合間にオシム監督から直に聞いた話の中には、ウィットの効いたやりとりもありましたが、私が忘れられないのはその伝え方でした。

オシム監督が代表監督に指名され、その後しばらくして重要な国際試合を戦った時のことです。日本代表が試合をする際には、事前に予定より多めの選手を集めて合宿を行います。けがの心配が伝えられるベテランの存在、特定のポジションをこなせる選手が限られている場合なども、伸び盛りの選手と比較してみたりする必要が出てくるからです。2006年秋に行われた直前合宿でも、規定登録人数より多めの選手が集められました。最終的に誰を入れて、誰を外すのか。オシム監督は、ベンチ入りメンバーを決める際に、締め切りギリギリまで検討するタイプでした。そのため、選考結果がまとまるのは決まって夜になったのです。

選考の結果を私たちは、記者会見の発表で耳にしますが、集められた選手に対しては、発表直前、宿泊施設のミーティング会場に選手名を記載した紙を張り出すやり方で伝えられるのが一般的でした。しかしオシム監督は、それを一変させます。代表に選ばなかった選手に対して、事前に口頭で理由を伝えることをチームスタッフに求めたのです。発表を前に、複数いる代表コーチをそれぞれに選手の所へ行かせ、なぜ外れたのか説明させるという手法です。選考結果がまとまると、オシム監督はコーチを一人ずつ呼んでリハーサルをさせます。それぞれのコーチが、落選した選手にどんなことばを使ってどう説明するかを確認していくのです。最初に呼ばれたコーチが監督の指示で伝える内容を口にし始めます。「M君、君は足首の状態も良くないから今回は観客席で見るように。治ったらまた挑戦してくれ」。コーチは素っ気なくやって見せました。オシム監督の判断は間髪を入れないものでした。「ダメだ。選手の気持ちをまったく考慮していないじゃないか。しかも選手の目を見て話しているようには思えない。やり直しだ。しばらくしたら電話で呼ぶから、改めて出直してくれ」。指摘を受けたコーチは部屋に戻って、ああでもないこうでもないと工夫を重ね、再び監督の前にやってきます。「M君、君は代表にとって欠かせない選手だ。でも今の足の状態で試合に臨めば、場合によって君自身の選手生命に影響が出かねない。まずは治療と養生に専念してもらいたい。明日のゲーム、君には観客席を用意してある。足の具合さえ良ければ、奥さんと一緒に見ていったらどうだろう。チームメートのプレーの善し悪しも判断できるだろうし、それがまた次の合宿で良いアドバイスにつながると期待できる。いずれにしても自分でプレーしているイメージを大切にしながら試合を見てもらいたい」。聞き終わるや、ニヤリとしながらオシム監督はコーチを選手の部屋に送り出すのでした。何度もやり直しを重ねながら、代表から漏れたすべての選手にチームの意向を伝え終わる頃には、時計の針が日をまたぐこともあったといいます。

日本代表選考という人生の岐路にもかかわりかねない事案を、コーチの口から直に伝えられる。初めのうちは、やって来てくれたコーチのことばだと思い込んでいたのが、やがて選手たちには、オシム監督の主導でこうした方法がとられていることがわかり始めます。代表合宿に呼ばれた選手の間に、オシム信者が生まれるまでにそれほど時間はかかりませんでした。

オシム監督もかつては攻撃にかかわるプレーヤーでした。選手生活20年、37歳で現役に別れを告げ指導者に転じて30年。サッカー人生の中で感受したものを日本の指導現場に応用していたのです。改めてオシム監督とのインタビューの記録を振り返ってみると、その行動を裏付けるような発言が目に止まります。

「とにかく日本の選手は皆、批判にはナイーブです。私はそういうことを日本で学んだのです。だから選手にとって不愉快な批判は、できるだけ直接その選手に伝えるようにしています。喜ぶ話なら、どんな方法でもいいと思います。しかし、不愉快な批判には説明を要するのです」。(2006年12月22日 NHK番組用収録音素材から)

オシム監督は、翌2007年11月に自宅で脳梗塞を発症、あわやのところで病院に搬送され一命は取り留めましたが、代表監督を辞することになってしまいます。しばらく養生のために滞在した入院期間中には、代表を経験した選手たちの見舞いの列が途切れなかったと言われています。

オシム監督の機知に富むことばは、多くのサッカーファンの心をすぐに捉えました。一方で、社会にはほとんど知られることのなかったその伝え方は、しゃれた言い回しに終始したわけではありませんでしたが、プレーする選手たちの心をじわじわとしかも確実に捉えていったのです。

執筆者 山本　浩（やまもと　ひろし）

長く放送局でアナウンサーを務め、数多のスポーツ人の話しを聞かせてもらってきた。そこから職を転じて大学の教員に。以来15年、自分を磨き上げ勝負に挑む人の口にすることばには、感銘を受けることしきりである。

Kotonoha 11

犀の角のようにただ独り歩め

「われらは実に朋友を得る幸をほめたたえる。自分よりも勝れあるいは等しい朋友には親しく近づくべきである。このような朋友を得ることができなければ、罪のない生活を楽しんで、犀の角のようにただ独り歩め」

この言葉は、中村元（訳）「ブッダの言葉―スッタニパータ」に出てくる。大学2年生の昭和33年頃、新宿の紀伊國屋書店で立ち読みをしていた時に、この「犀の角」に出会ったように思い出される。その時購入した岩波文庫はもうない。2冊目に購入した版も表紙が変色している。

当時私は東京教育大学(現：筑波大学)の陸上競技部で三段跳びをやっていた。高校2年生でインターハイ（酒田）の決勝に残り、3年生では茨城県代表で国体（神戸王子山）にも出場した。だが、田舎のチャンピオンも東京の大学へ来てみればただの人だった。競技部の上級生には400メートルハードルの大串啓二さんや棒高跳びの安田矩明（のりあき）さんなどのオリンピック選手がいた時代である。私は、競技部の練習について行くのが精いっぱいで、高校時代の自己記録を更新できないでいた。私と同じく高校時代の自己記録を更新できずにいた走り幅跳びの伊吹（後に岡尾）恵市君は、ハードルも兼ねたが大きな成果はあげられず4年生のシーズンを終えて、京都府の高校の教員になって故郷に戻ることになっていた。友人たちが一人ひとり違う道を歩み始めようとする時期だったからだろうか、「犀の角」の言葉は心に残った。

大学を卒業してしばらくして伊吹君はご親戚の相続人として岡尾姓に変わり、8年後には勤務先も立命館大学に移られた。大学に籍を置くと研究テーマを持って論文を発表しなければならない。学生時代のゼミは体育心理学であった岡尾君は、立命館大学での研究テーマを陸上競技に決めた。しかも、陸上競技の歴史、それも英国の陸上競技史に決めたの

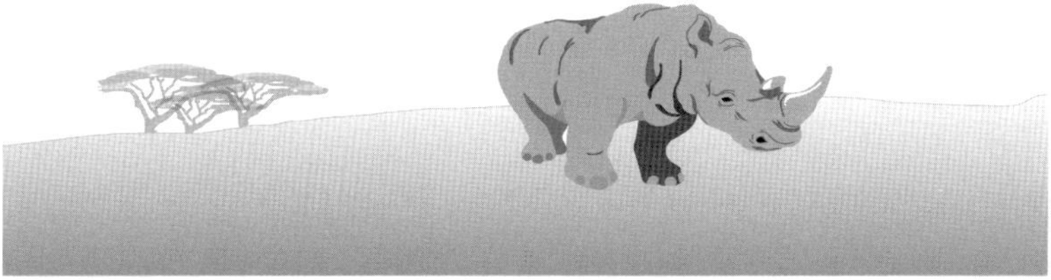

であった。今でもそうであるが、1970年代の日本には参考文献はない。当時の体育学会でも、多分英国史学会でも、誰も手をつけていなかったテーマである。近代オリンピックの主要種目である陸上競技を近代スポーツとして始めたのは英国である。陸上競技の歴史を研究するとしたら、英国で出版された古い本や資料が必要であった。岡尾君はロンドンの古書店から陸上競技の歴史書を取り寄せ、前人未到の領域に分け入っていった。私は「犀の角」のように歩き始めた岡尾君の様子を遠くから眺めていた。

最初の執筆は、京都の陸上競技関係者に配る機関誌への「陸上競技知ってるつもり」という短いエッセイであったそうである。そこから執筆の機会が広がり、研究が認められて、大学から英国出張研究の許可をもらえるようになった。その機会に大英図書館やオックスフォード大学の図書館の大量の資料をコピーして持ち帰り、日本では知られていなかった陸上競技の歴史の話を発表し続けた。「犀の角」は孤独な犀の角ではなく、大勢の仲間を持った犀の角になっていた。

岡尾君、ではなく先生、のこれまでに書かれたものを中心にして、陸上競技の歴史の本をまとめようという動きが、元東京教育大学陸上競技部の卒業生の間に広がった。岡尾先生が83歳のときである。そして2022年、先生を筆頭著者として9名の仲間の共著として「史料と写真で見る陸上競技の歴史：ルーツから現在・未来へ」が大修館書店から出版された。

この本には、現在の私たちが行っている近代の陸上競技の歴史が扱われている。1800年代初頭のイギリスの長距離の賭けレースや、イートン校などパブリックスクールでの陸上競技会など、1896年の第一回近代オリンピック以前の興味深い話から、カール・ルイスやウサイン・ボルトなどのごく最近の名選手の動作分析まで多様な内容が、古いスケッチや写真とともに盛り込まれている。

NHK総合テレビの「チコちゃんに叱られる！」にも何度か取り上げられたようで、私も「短距離選手のクラウチングスタートを最初に行った選手は何を真似たのでしょうか」という質問への応答を楽しく視聴した。答えは、オーストラリアの選手がカンガルーの動作を真似て1884年に始めたのだそうである。

岡尾先生は陸上競技の歴史研究の切っ掛けとなった出来事として、「京都の公立高校の教員として指導していたときに、ハードルが嫌いな生徒から『誰が、いつこんなルールを決めたのですか』と質問されたことであった」と、京都新聞のコラムのなかで語っておられる。そのためか、ハードル競技が距離は110mで10台の障害を飛び越える競技として始まる歴史や、3000m障害の成立の過程がこの本では詳しく説明されている。

岡尾先生の出版記念会が、2022年の12月に筑波大学陸上競技部のOB・OG会の総会の第2部としてつくば市で開かれた。東京教育大学の陸上競技部の卒業生も大勢出席してくださった。9名の共著者が壇上にあがり、代表して挨拶する昔の同級生の姿は「犀の角」がよき朋友を従えて歩んでいく姿のようであった。

1つの仕事の完成は、次の仕事の出発点でもあるようで、最近岡尾先生から新しい研究の提案がメールで届いた。「スポーツコーチの歴史を勉強しないか」という提案であった。たしかに、出版されたこの本にはコーチの歴史はほとんど含まれていない。19世紀のオックスフォード大学やケンブリッジ大学の競技者に専属のコーチはいなかった、スポーツの指導者といえばプロのボクシングや賭けの対象になった歩行競技者のトレーナーであった。英国の陸上競技は専門的コーチを雇うという点でアメリカに出遅れた。しかし2012年のロンドン五輪を境に、英国はコーチング科学の先進国になり、金メダルの数も急増している。一方で、日本の運動部コーチの問題行動はなかなかなくならない。スポーツのコーチの歴史を研究することは、現代の日本のコーチングの検討にも役立つのではないかと考えて、私は一緒に勉強させてもらいたいと返事をした。60年以上昔の同級生と共通のテーマを勉強できるということにも特上の仕合わせを感じている。

陸上競技部の同期生のもう一人の「犀の角」を紹介したい。走高跳の大岡（旧姓中島）久恵さんは、銀行員と学生結婚をして、卒業後は家庭に入った。が、お子さんを育てながら当時は珍しかった体育を中心にした幼児教育事業を立ち上げた。この事業は成功し、今では東京の幼児教育の名門と呼ばれるようになった「ジャック」に発展した。

私の孫の一人は小学校6年間をドイツで過ごした。帰国後いじめにあい不登校になり、3年後に中3で学校に復帰して高等専門学校へ進学。成績は学年で1・2をあらそっている。先日、小田急線の梅が丘駅近くの中華料理店で一緒に食事をした時に、今でも同級生から皆と同じ行動ができないことで非難されると訴えてきた。その孫に私は話した。「昔、この梅が丘に中島さんという女性のハイジャンパーが住んでいました。大学の同期生のほとんどが高校の先生になるなかで、自分で子どもの学校を作りました。インドに住んでいる一角獣の犀のように、人と違うことを恐れずに自分の信じる道を真っすぐ進んだんですよ。そうしたら協力者が増えて行ったのです」。

執筆者　市村　操一（いちむら　そういち）

1939年茨城県水戸市生れ。東京教育大学大学院博士課程（教育心理学）1966年中退。筑波大学名誉教授（スポーツ心理学）、東京成徳大学名誉教授（臨床心理学研究法）。

Kotonoha 12

最強とは、諦めないことだ

「喧嘩に強くなりたい」。特に男性であれば、そう思ったことがある人は多いのではないでしょうか。喧嘩とは、取っ組み合いだけを意味するわけではありません。殴られたりしたことがない人でも、言葉で攻撃されたことはあると思います。そして「馬鹿にするな！」と言い返し、口喧嘩に発展したことも、きっと一度や二度ではないでしょう。

「喧嘩に強くなりたい」。その思いを携えて、私は青年期を過ごしました。そして大学に入学して、その気持ちを抑え切れなくなり、本を読んで知っていた「骨法」を学ぶため、入門させていただけるようお願いし、許可をいただきました。骨法とは、故・堀辺正史先生により創始された武道です。日本武道傳骨法會ホームページによると、骨法とは、武道の伝統を継承し、発展させた維新武道です。百聞は一見に如かず。骨法會ホームページに、骨法の動画が公開されていますので、ご覧になってください。

堀辺先生は2015年12月26日に逝去されました。先生は生前、私たちに多くの言葉を遺してくださいました。

私の根幹を成している言葉があります。それは、「最強とは、諦めないことだ」です。堀辺先生からこの言葉を初めて聞いたとき、私は「そういう考え方があるのか！」と大変刺激を受けました。しかし、正確に言うと、単に刺激を受けるにとどまっていました。何があっても諦めない。それがどれだけ難しいことか、まだ若かった私は理解していませんでした。

生きていると、うまくいかないことを山ほど経験します。どうすれば良いのかイメージすら湧かない。次から次へと難題が降ってくる。言い訳できないほど完璧に打ちのめされる。面と向かってショックな一言を言われる。取り返しのつかない失敗をしてしまう。もう誰も信じられないと思ってしまう…。そんな絶望的な状況に陥れば、諦めようと思ってしまうことが多いのではないでしょうか。

そしてどうするか。都合のよい言い訳はないか考える。挑戦しないことを正当化しようとする。なんでこんなことになるんだと嘆く。俺は不運だと思考停止する。正直に告白すれば、私はそうやって諦めてしまったことが何度もあります。

そんな時こそ、自分が試されているのだと知ったのは、青年期を過ぎた後です。「もうダメだ」と思ったところから、本当の勝負は始まるのです。自分を諦めさせようとするものは、具体的な誰かであったり、偶然の巡り合わせであったり、周りの環境であったり、二律背反の状況であったりと様々です。しかし結局のところ、自分を諦めさせようとするのは「自分自身」なのです。厳しい状況になると、本当の自分が顔を覗かせる。そういうときに正体を現す自分こそ、たとえ認めたくないとしても、本当の自分なのです。それが本当の自分であるということは、自分自身が一番分かっているはずです。

「サムライは己の掟に従って生きる」。これも堀辺先生が教えてくれた言葉です。それでは、自分はどんな掟を定めるのか。その掟が「諦めない」です。

自分の胸の内を打ち明けなければ、それを人に知られることはありません。打ち明けなければ､諦めても誰にも気づかれないでしょう。でも、諦めたことに気づいている人が、ひとりだけいます。それは自分自身。諦めるのか、諦めないのか。分かれ道に立って「さぁ、どっちを選ぶ？」と突きつけられたとき、自らの価値観、姿勢、美意識、つまり「掟」の真価が問われるのです。

これは、私が選び取っている生き方です。この生き方を誰かに強制するつもりはありません。反対に、この生き方を誰かに妨げられる筋合いもありません。「そんな生き方は時代に合わないのではないか」と私に助言する人がいたとしても、それを受け入れるつもりはありません。

では、私は何を諦めないのか。私は、この国の若者を育成することを諦めない。残りの人生で「学生支援塾」という組織を設立したいと考えています。大学に勤めている私ですが、大学という枠を取っ払い、大学人のみならず多くの人々を巻き込んで、この国を率いて護る精鋭に、若者たちを育てあげる。この一大事業をやり遂げます。

学生は学問に取り組むべきですが、それだけでなく、体育にも取り組むべきです。ここで言う体育とは、授業科目の体育ではありません。足の速さや腕力の強さでもなく、スポーツ種目がうまいかどうかを意味するものでもありません。自分の身体の感覚を大切にして、自分の身体を自在に動かそうとする体験によって、自分の姿勢を整えたり、みずみずしい感性を育んだりすることを意味します。身体性が失われつつある現代社会では、こういった広い意味での体育を重視すべきです。

堀辺先生は「文武不岐」という言葉も教えてくれました。文には武が必要で、武には文が必要。どちらかでは、どちらも成立しない。そして文武の根っこは一つであり、二つは分けられるものではない。学生が文武不岐を体現することを支援することこそ、私がこの塾で実現したいことなのです。徹底的に学問と体育に取り組ませることで、少子化の中を生きる若者全員を救世主に育てなければ、長く停滞しきっている日本は完全に沈没してしまうでしょう。

堀辺先生が私たち門下生に遺してくれた「日本武道傳骨法會憲章」に、「行住坐臥　日常茶飯　学問事業すべては闘いにあらずや」という一文があります。そう、すべては闘いなのです。闘うことに疲れたと思うことがあっても、人生とはすなわち闘いなのだと腹を括れば、気持ちが大きく乱されることはないと実感しています。すべてが闘いなわけですから、気持ちを乱している暇はないのです。

どうすれば諦めない自分になれるか。武道の稽古を通して、自立救済の道を示してくださった堀辺先生の恩に報いるためには、今日も諦めず、やり続けるしかありません。「堀辺先生ならどうお考えになるだろう、どうなさるだろうか」。そうやって思いを馳せながら、今日も私はやり続けます。諦めそうになる自分に、絶対に負けない。そして、この命が尽きるとき、「俺は諦めなかった、やりきったのだ」と思えれば、きっと往生できるのでしょう。

命が尽きるその日まで、私は諦めません。

執筆者　荒井 弘和（あらい　ひろかず）

法政大学で体育と心理学を教えています。自称「戦うスポーツ心理学者」。「忖度なし！本音！本気！」を合い言葉に、様々な座談会を開催しています（YouTube 荒井弘和チャンネルで配信中）。

Kotonoha 13

どんなに辛いことも知っているほうがマシ

10年ほど前になりますが、アーティスティックスイミングのトップレベルにある選手の強化に携わっていました。決して自分から望んでなった立場ではなく、周囲から何度も説得され、その度に断ることを繰り返していましたが、それは叶わず仕方なく引き受けることになりました。自分にそんな立場が務まるのか、選手がついてきてくれるのか、結果を残すことができるのか…。何の自信も持てずモチベーションも上がらず、毎日が本当に辛くて毎晩のように泣いていました。ここまでをお読みになると、そんな気持ちでヘッドコーチが務まるのかと驚かれる方もいるでしょう。もう少しその時の私の心境を告白するのでお付き合いください。

そんな頼りない私を何とかしようと多くの先輩やさまざまな方が励ましてくれたり、具体的なアドバイスをくださいましたが、そのほとんどが耳に入らず心にも響きませんでした。「私にできるわけがない」「やりたくない」「辛い」、こんなネガティブで後ろ向きな気持ちが心を埋め尽くしていて、他の人がかけてくれるどんな言葉も自信ややる気にはつながりませんでした。それどころかちょっとした言葉じりから、「あの人は本当は私のことをダメな奴だと思っているのではないだろうか」などと、人に対する不信感が出てくるようになり、またそのように思うことがさらに自分自身を追いつめ、本当にどうにもならなかったのです。

アーティスティックスイミングの練習時間は非常に長く、朝は8時ごろからスタートして夜も20時や21時ごろまで練習します。そのような毎日を続ける合宿を20泊ほど続けるので、プライベートな時間はほとんどなく、自宅にも帰れず、気分転換も本当に難しい状態でした。

選手強化にアクシデントはつきものですが、こんな状態の私にも容赦なくさまざまなアクシデントが降りかかりました。何かが起きるたびに、周りの人や先輩方は私と選手の信頼関係が築けていないというようなことを口々におっしゃいました。私にとってはその信頼関係が一番不安を感じていることなのに、厳しく指摘されるともう耐えられない気持ちでした。私と選手が一緒に作り上げてきた振付を全否定され、その場でまったく違う振付に変えられてしまったこともありました。このようなことは、勝つために先輩方が良かれと思ってしていることなのは百も承知ですが、正直なところ私のコーチングと選手との絆をすべて壊されたような気持ちになりました。そして私と同じ気持ちで「振付を変えられたことに納得できない」と言ってくる選手たちに対し「そうだよね。私が振付を元のものに戻すから安心して」と言いたかったのですが、勝負のためそして先輩の手前、そう言い切れない自分がおり、その不甲斐なさにも耐えきれませんでした。自分に自信が持てず常にダメな自分を責めていました。そうやってどんどん心が疲弊していったのです。

アクシデントが起こるたびに「あぁ、これ以上辛い目にあったらもうだめだ」と思うのですが、すぐにその「これ以上ない辛さ」が次から次へと襲い掛かりました。そのような時には必死になって自分を守ろうと意識ががんばるのか、私は何も悪いことはしていない、一生懸命やってきただけなのにどうしてこんな辛い目にあうのだろうと、普通に日々を過ごしていたら決して出てこないような悲観的な問いが出てきました。毎日このような疑問と戦いました。どうしてなんだろう？どうしてなんだろう？　この時期の私は、「自分の気持ちや立場の辛さをわかってくれる人は誰もいない」と思い込んでいました。実際に身近にアドバイスを求められるような人が、本当にいなかったのです。

このような時にかろうじて自分自身を保てたのは、私のような辛い思いをした人はいないんだと思う気持ちが生じたからかもしれません。その気持ちは、次に、だから誰も私の気持ちは分かってくれなくて、あれほどの無遠慮なことを平気で私に言ってくるんだ、という思いにも至りました。自分自身に起きていることをほんのわずかですが客観化できたのかもしれません。しばらくは、毎日こんなことばかり思っていましたが、ある日ある思いがふーっと心に浮かんできたのです。

誰も知らないこの辛さを知っている私は、これを知らないあの人達よりもマシなのではないだろうか。知っているだけでも私は幸せなのではないだろうか。きっとこの先の人生でこれを味わった私は、何かが分かる人になれるのではないだろうか。これをやり抜くことで幸せになれることもあるんだと、はじめて思えたのです。「どんなに辛い気持ちや体験も知らないより知っているほうがマシ」。この言葉は、間違いなく私の中から自然と生じたものなのですが、私の心を少しずつ落ち着かせました。

その後においても、相変わらず自信はありませんし、毎日が辛いと思うことは多いです。しかし、「どうしてなんだろう？」とはあまり思わなくなりました。新たな試練がやってきた時には、「まあこれも知ることができたじゃん」と自分の心に苦笑しながら言えました。辛そうにしている同僚や後輩に対しても、「そうだよね、辛いよね、分かるよ」と深く共感できるようになりました。決して、自分を奮い立たせたり、力が湧いてくるというようなものではありません。「辛い思いを味わいたくない、辛い思いをしないために何とかしたい」と頑張ることを諦めたとも言えます。辛い思いや経験をするのはこの立場にいる以上、もうどうしようもないことなんだ。避けられないのだから受け入れていくしかないんだという境地だったと思います。

年月を経て今改めて振り返ってみても、この言葉はあながち間違っていなかったと思います。あの時に経験したさまざまなことは、私の心を深く耕してくれました。一度きりの人生であれだけの思いができたことは大きな財産です。辛さがあったからこそ、頑張ってやりぬいて得たものの価値や喜びは確実に倍増しました。大きな心のふり幅を知れたことは幸せだったと言い切れます。人が苦しいことを避けたいと思うのは自然なことですが、特に現代社会は、心の健康を大切にするあまり、人は人生で対峙する苦しいことを避けがちなのかもしれません。でも、苦しいことを体験するからこその大切なものもあることを私は知りました。
あの頃は私がこの苦しい体験をすることで、この先他人の役に立てるだろうと思っていました。私が感じた誰もわかってくれないんだという気持ちの人がいたら、何かしら寄り添えるだろうなと思っていました。しかし、年月を経て厳しい競技の世界から離れた今思うのは、あの辛い体験は何よりも自分のためになっているということです。重く厳しかった責任を肩から降ろして、自分の人生や自分の幸せ、自分はこれからどんな人として生きていきたいのかを考えた時、本当に役に立ちました。あの経験は、自分を深め自分を知ることに大きな意味を持っていました。穏やかに笑顔で過ごせることが、どれほど幸せで価値があり貴重なことなのかも知ることができました。助けてくださる人への感謝も深くなりました。
でも、このように思えるようになるまでにはかなりの時間がかかりました。それほどまでに心を使い果たしたとも言えます。できることならあの頃の私に「そんなに自分を追い込まないで、肩の力を抜いていいんだよ」と言ってあげたい気持ちです。でも、そう言えるのは、今を生きている私がしっかりと苦しいことを体験できたからでもあります。つまり、この体験がなれば、そうは言えなかったでしょう。

執筆者 花牟礼 雅美（はなむれ　まさみ）
いくつになっても未熟で苦手なことばかりの自分ですが、今はそれも全て認めて受け入れて自分自身を愛していく「LoveMySelf」を人生の課題として生きております。

Kotonoha 14

自分が良いと思える感覚が一番、あなたはまだできる

小学５年生からバレーボールを始めて、選手時代、指導者時代と現在に至るまで、多くの指導者や仲間と出会い過ごしてきました。彼らから頂いたアドバイスや言葉の多くは、どれも現在の私に大切なものですが、日本代表に選出されたばかりの若かりし時と、その後ベテランと呼ばれるようになった時と、２つの分岐点でいただいた言葉をお伝えします。

ありがたいことに、中学生選抜、ユース日本代表、ジュニア日本代表と各年代の日本代表に選ばれ、そして春高バレー（高校生年代の全国大会）で優勝した高校３年生の時に、一番の目標としていたトップカテゴリーの日本代表選手となりました。とても感動したことを覚えていますが、同時にこの時にとても悩んだことが１つ目の分岐点となります。

私に対する印象として、ミドルブロッカー（ブロックやクイックスパイクを打つ）をイメージされることが多いのですが、この当時は今でいうアウトサイドヒッターで、チームが困った時や大切な局面ですべてを託されるといったいわゆるエースポジションを任されていました。高校生の大会では、ブロックが何枚つこうが、高く上がったボールを思い切り打ち込めば必ず決まり、スパイクには絶対的な自信を持っていました。当時高校生でしたが日本代表でもスパイクは決まると思っていました。ところが、実際に代表合宿に参加してみると、トップはそんなに甘いものではなく、自分がそれまでやってきたことがまったく通用しません。さらなる技術向上の必要性を感じ、はじめて自分自身のプレーに迷いが生まれ、スパイクを打つのが怖くなりました。“身体が斜めになり打点が下がっている”“このままだとトップカテゴリーでは通用しない”と、フォームのことなどを周囲の人から色々と指摘されました。迷い始めていた私に対して、どうにかしてあげたいという思いからのアド

バイスだったのでしょう。すべてのアドバイスを受け入れようと頑張りましたが、まだ高校3年生だった私はキャパオーバーになり、スパイクを打つことが怖くなりました。いわゆるスランプに陥っていた私に、当時日立バレーボール部で監督をされていた山田重雄監督（モントリオール五輪女子チーム監督、金メダル）から、「色々と悩んでいるようだね。どれがいいかなんて正解はない、自分が良いと思える感覚が一番だ」と声をかけられました。そして当時、大リーグで活躍していた野茂英雄選手（独特のトルネード投法で日本と米国のプロ野球選手として活躍）を例えにだし、「フォームに正解はなく、最終的にスパイクが決まればいいのだから、そんなに悩まないように」と話してくださいました。この言葉ですごく楽になれたことを覚えています。高校生までは監督や指導者に指示されたことを言われたとおりにプレーするだけでした。当然選手として自立できていなかったわけですが、自分の感覚が一番大事であるということを教わり、それからはもちろん指導してもらったことはトライするけれど、それだけでなく自分でも色々と考え工夫することを始めました。その中で良い感覚のパフォーマンスを実際の試合で試みて、そして“これだ！”と自分で実感した時に自分だけのパフォーマンスになるのだ、と自分の感覚を大事にし始めた第一歩だったと思います。この経験は、現在指導者という立場になっても生かされています。選手に指導するときにアドバイスを与えすぎないように、また選手が困惑しすぎないように心がけています。いろいろなアドバイスの中から、自分でいいものを選んで自分のものにしてほしい。そして、本人が実践でいろいろ工夫してトライした中で、何かを感じ取って、自分でこれが良いという感覚をつかんだ時に、それがいざという時に自分自身が信頼できるプレーになるのだと伝えるようしています。

さて、もう1つの分岐点は、選手として集大成となる20代後半の頃です。日本代表に18歳で初選出されてから、五輪でメダルを取るという目標を掲げ続け、バレーボール人生を歩んできました。バルセロナ、アトランタと選ばれ、次はシドニーという時に代表でキャプテンを任されました。目標に向けてチャレンジしていた時、ケガで手術をすることになりました。一番大事な五輪最終予選を目の前にして日本代表から外れることになりました。五輪でメダルをとるという目標を糧にバレーボール人生を歩んできた私にとって、日本代表を外れるということは目標を失うことであり、自ずと引退する時がきたと感じました。日本代表を外れることや、ケガを抱えるという状況は、チームにとっては世代交代を匂わせることです。試合出場の機会が減り、当時所属していたチームも廃部が決まっており、いよいよ引退だと思い、選手としてのキャリアの終え方、そして今後どうするかを考えていました。

そのような状況の中、思いもよらないことを話してくれた方がいました。当時パイオニア・レッドウィングスで監督をしていたアリー・セリンジャー氏（アメリカ女子、オランダ男子代表の監督を経験）です。「あなたはまだできる、バレーボールは30歳過ぎてから楽しくなる。バレーボールを続けるべき。一緒にバレーボールをしたい」と私に声をかけてくれたのです。私自身も含めて、周囲の多くがもう選手として終わったと思っているなかで、最初は“この人、何を言っているのだろう、どう見ても動けないし、世代交代でしょ”“年齢重ねている私が現役を続けてはいけないでしょ”と思っていました。ただ彼は、何回も「年齢は関係ない、トレーニングのやり方でまたジャンプも伸びるし、プレーも良くなる」と話をしてくれました。これをきっかけに、“本当の自分はどうしたいのだろうか”“私にとってのバレーボールとは何なのか”と今一度自分と向き合うようになっていました。そうして巡り会ったのが、“最後にもう一度、コートに立ちたい。日本代表とか、オリンピックではなく、ただ純粋にバレーボールがしたい”と思う自分自身でした。私は引退ではなく現役続行を決めました。ただし、続けても2年と決め、私を必要としてくれるチームへ移籍しました。若い時は日本代表で1年中、ほとんど休みもなく過ごしてきた私が、国内リーグだけに向けて体も心も準備していく中で、純粋にバレーボールができることの幸せを感じていました。体も自分が思っていた以上にジャンプ力も戻り、2年で引退しようと思っていたところ、気づけば10年も続けてしまいました。そして8年ぶりに日本代表に召集され、またアトランタ以来12年ぶりの北京五輪に出場できるなど、自分が想像していなかった選手生活を送ることができました。

自分自身で限界を決めていたのに、私を信じてくれた人がいたこと、私にチャレンジする気持ちを持たせてくれたこと、あの時の言葉がきっかけとなり、より充実した現役生活を築くことができました。そしてバレーボールが楽しい、好きだと心から思えて競技引退することができました。本当に感謝しています。

現在、私は指導者になり、指導者として日々勉強してはいるものの、果たして選手達に何かを気づかせる言葉をかけられているのだろうかと日々自問しています。たくさんの人達にバレーボールを通して学ばせてもらった経験を、今度は私自身の在りようでバレーボール界に恩返しをしていきたいと思います。そして誰かの人生に少しでも寄り添える人になれたらと思っています。

執筆者　多治見 麻子（たじみ　あさこ）

選手として21年、監督・指導者として7年、長くバレーボールと共に生きています。「対話」を大切にしながら、バレーボールの「本質的な楽しさ」を伝えられるよう、日々奮闘中です。

Kotonoha 15

さぁ、いつ柿の実が落ちてくるかな…
～カウンセラーが時を待つまなざし～

私はカウンセラー（臨床心理士）として、精神科のクリニックで患者さんとお会いするようになってから20年以上が経過しました。カウンセラーという仕事をしていると、よく「大変な話を聞いて疲れないの？」と聞かれることがあります。もちろん大変な問題を抱えておられる方の話を聴かせていただく時は、こちらも大きくエネルギーを消費することがあります。ただ、このような大変さが毎回起こるわけではありません。経験年数を重ねてくると、そう簡単には消耗しなくなってきます。なぜなら、カウンセラーはクライアントさんの話を聴く際に、ただ話を聞いているのではなく、通常の日常的な会話とは違う、特殊な聴き方をしているからです。では、どのように特殊な聴き方をしているのでしょうか？

1つには、カウンセラーとしての「時の待ち方」が大きく関係していると考えています。カウンセラーが寄って立つ学派によって異なりますが、ユング派や精神分析等の人間の本質的な変化を促すことを目的とする場合、カウンセラーは日常的な時間の流れとは異なる感覚で、ものごとの流れや経過を見ているのです。

ところで、私は学生さんの指導に当たる機会が多いのですが、よく大学院の学生さんが初めてカウンセリングを受け持つようになった際に、クライアントさんの心の様相が「なかなか深まらない」「数カ月経ったのに何も変わらない」と悩んでいる姿を目にします。学生さんは、カウンセラーという職業に対して期待と希望を燃やしている真最中ですので、カウンセリングとはこう進んでいくものだという想いがあることもよく理解できます。しかし、そう簡単に人は変わりません。それは自分のことを考えてみれば、すぐに分かることです。「子ども（夫・妻）に優しく接しよう」「今日こそは部下に対してイライラせず、ちゃんと話しを聞こう」などと思っても、なかなか出来ないものです。そもそも、私自身“今年こそもっと運動しよう”という目標を、もう何年掲げているか分かりません。そんな些細なことでさえ“こうしたらいい”と頭では分かっていても、簡単に変われないのが人間です。

ましてや、心に深い傷を負っているクライアントさんは、その傷を抱えながら必死に生きてこられています。特に幼少期からの深い傷を負っている方は、これ以上傷を負わないようにするために、色々な工夫をしながら生活を送っています。例えば、親からの暴力を日常的に受けて育った方は、人の顔色や状況の変化を敏感に察知し、ミスや問題が起こらないように過剰な努力をしています。また、反対に誰の目にも止まらないように存在感を極力なくして影のように生活している場合もあります。これらの方法は、大変な状況を生き延びるためには必要な努力なのですが、いずれも大きくエネルギーを消耗します。無意識的にこの守り方をやり続けることで、いつしか自分を守ることそのものに疲れてしまい、抑うつ的になったり、パニックになるといった症状につながってしまうことがあるのです。

このように長年の問題を抱えておられる方は、そう簡単には変わりません。実は簡単に変えてはいけないという面もあります。心の深いところに傷を負い、日々何がきっかけで怒られるか分からないような状況の中で生活されてきた方々にとっては、もしかすると日常は戦場のようなものかもしれません。過剰なまでの敏感さは、戦場で戦う武器のようなものです。戦場で生き延びるためにこれまで大切に使ってきた武器を手放すというのは怖くてたまらないことです。一方で、人の目や周囲の状況を敏感に感じる能力というのは、社会の中で高いコミュニケーション能力として発揮されることもあります。つまり、その武器は命がけで磨き続けて来た、その方にとっての宝物でもあるのです。そのため、すぐにその武器を手放すのではなく、少し軽いものにモデルチェンジしてみたり、使い方を変えてみたり、たまには置いてみる…といった試行錯誤が大切になってきます。そして、この試行錯誤には長い時間がかかります。長い時間と聞くと、恐らく長くても3年ぐらいと思われる方が多いのではないでしょうか。実際は、1つの山を越えるには10年はかかります。人が変わるというのは本当に大変なことなのです。

一方現代は、時間の感覚がどんどん速くなってきています。「タイパ（タイムパフォーマンス）」という言葉も耳にするようになりましたが、時間に見合ったコストパフォーマンスがあるかどうかが重要視される時代となりました。私たちカウンセラーもまたその例外ではありません。短期間で結果が出るような心理療法が主流になりつつあります。もちろんそのような心理療法も大切な選択肢の1つです。しかし、数回あるいは数年お会いしただけでは変わることが出来ない方がいるのもまた事実です。心の深い部分の変化が起こるために、私たちは10年待ちます。タイパが求められる中、まったく違う時間感覚でクライアントさんの話をうかがっているのです。

とはいえ、私たちも普通の人間ですので、あまりにも変化がみられないと、不安になって焦ったり、我慢ができず相手を動かそうとしたくなってしまうこともあります。そんな時には、心理の大先輩から教わった大切なイメージを思い浮かべるようにしています。

「柿の木に実がなっている。最後のひとつの実が枝についている。それは風が吹こうが、雨が降ろうが、誰かが強く揺さぶろうが全く落ちてこない。でも、ある風のない穏やかな日にポトッと落ちてくる」

私たちは、今目の前に困っていることがあると、どうしてもすぐにその問題が解決してほしいと願うものです。しかし、ものごとの変化には、それに相応しい機が熟するタイミングがあります。そこを私たちは待っています。このような大局的な視点の中でクライアントさんが変わる瞬間を待っていると、あまり目の前のことに一喜一憂しなくなります。そして、「さぁ、いつ柿の実が落ちてくるかな…」と季節が移り替わるのを待つかのような感覚でクライアントさんを見守ることができるようになります。このような待ち方をしていると、何年経っても全く変化しなかったクライアントさんに、びっくりするような変化が訪れることがあります。びっくりするような変化と言っても、日常的に見たら非常に小さな変化です。しかし、この小さな変化が起こることが、人が変容していく上でとても大切なのです。そのために、私たちは時を信じてひたすら待っているのです。

色々なことに忙しく追われる日々の中で、なかなか悠々と待つというのは難しいことであると思います。しかし、何か問題が起こった際には不安になり、焦って視野が狭くなることで、却って問題が大きくなってしまうことがあります。柿の実が落ちるイメージのように、時を待ってみてはいかがでしょうか。

執筆者 斎藤 真喜子（さいとう　まきこ）

臨床心理士、公認心理師。精神科診療所勤務。コンステレーションに導かれながら臨床を重ねてきました。皆さんの抱えている生きづらさがほんの少しでも和らぐことを願いながら、日々臨床に向き合っています。

Kotonoha 16

他人と過去は変えられないが、自分と未来は変えられる

これは、カナダ出身の精神科医、エリック・バーンの言葉です。管理栄養士のスタートとして保健所勤務をしていた私が、ひょんなことからスポーツ選手をサポートすることとなり、はや20年以上がたちました。今は、選手から相談を受けた際、気持ちの余裕をもってやりとりできるようになりましたが、はじめはとんでもなく緊張してアタマが真っ白、逃げたくなるようなプレッシャー、何も役に立てていないことの無力感に押しつぶされそうな日々でした。

それは、私自身、スポーツ栄養のイロハも知らない状態で、オリンピックを目指すようなトップ選手とかかわることになった背景があったからだと思います。もちろん、私が採用された明確な理由はあるのですが（特定のスポーツ種目に限らず広く人の健康に関する知識があること。ジュニア期～シニア期まで年代に沿った食支援ができることなど）、前職までの私の知識・経験とスポーツ現場で求められる仕事には大きなギャップがありました。当時の私は、必死にスポーツ栄養を学びつつも、選手の相談に的確に応えられず自信喪失の連続。このまま辞めてしまいたいと心が折れそうになったことは数えきれません。でも、人生をかけて競技に向き合っている選手の相談を中途半端に終わらすことはできません。そんな私の葛藤を見透かし、スポーツ栄養の経験が豊富な仲間が「ゆうさん、やるだけやってダメなら仕方がないよ。くじける前に、ゆうさんがやれることをやってみよう！」と声をかえてくれました。彼女は、それまでも思いつく限りの言動で私を励ましてくれていたのですが、やっと心が動きました。さらに、同じくらいの時期に、「他人と過去は変えられないが、自分と未来は変えられる」という言葉を目にしたのです。本だったのか、テレビだったのかは覚えていないのですが、「そうだ、

これだ！」と直感がはたらきました。「過ぎ去ったことをウジウジ悩んでも何も解決しない。まずは、今の自分にできることをしっかりやりきろう！」と覚悟が決まった瞬間です。

それからは、スポーツ栄養という言葉をいったん横に置き、目の前にいる人は、選手の肩書があっても生身の人…。体の仕組みを考えた時、スポーツ栄養学の前に、人としての栄養学がベースとなっているのだから、管理栄養士としての知識、見立てをたてることに軸をおいてサポートしようと考えました。そうしたら素直に色々なアイデアが浮かんできて、選手とのやりとりがスムーズになりました。また、食事は生活の一部でもあるため、トレーニングのように目的意識を持ってモチベーション高く取り組むこと、そして継続することが難しい側面があります。それゆえに、選手それぞれの背景、食事への意識や考え方、さまざまな要因（食環境、家族構成、調理スキル、好み、金銭面など）をよく聞き、理想的なことを一方的に教えるのでなく、何が実践できるかを一緒になって考えました。選手との会話で、これが今の私にできることなんだと実感できることが増え、スポーツ栄養への不安が薄れていきました。同時に、運動生理学などスポーツ関連の分野を学ぶこと、競技やトレーニングのことで分からないことは選手・スタッフに聞くことを心掛け、スポーツ栄養の視点でアドバイスできることがグンと増えていきました。過去のできない自分にとらわれるのでなく、自分が今できることに軸を移し行動したことで、選手との信頼関係がより築けるようになりましたし、スポーツ栄養の面白さ、奥深さを体感できるようになりました。

もう1つ、今回紹介した言葉を大切にしている背景があります。それは、はかり知れないプレッシャーの中、いくつもの困難に立ち向かい、心身がへし折られそうになっても、自分の力で立ち上がっていく選手の様を目の当たりにしたことです。例えば、減量相談にきたA選手。はじめは私と目を合わすことも避けていたのですが、ある日「花谷さん、減量をちゃんとやりたいんです…」とつぶやくように話してくれました。話を聞けば、今までの減量は無理な飲食制限の繰り返し。練習中はいつも空腹感があり集中力もスタミナもない、体重はすぐにリバウンドするという苦しいものでした。体はもちろん、心もすり減っていました。そんなA選手が「今回はオリンピックにでる最後のチャンスだからちゃんと体を変えたいんです。食事はどうしたらいいですか？」と聞いてくれた時、よく勇気をだして声をかけてくれたと涙がでそうになりました。A選手、コーチも交えて"きちんと食べながらの減量計画"を立てました。はじめての経験で不安もあったと思いますが、それ以上に「今回は、自分にも減量にも本気で向き合う」というA選手の気迫が感じられ、コーチと一緒に、こまめにコンディションを聞きながらサポートを続けました。結果、A選手は目指していた美しくかつ動ける体を手に入れました。その後、A選手は減量時の2倍以上の量を食べないと練習で減った体重が戻らないまでに代謝が良くなり、「花谷さん、今度は食べるのが大変で〜す」と笑うまでに変化していきました。鍛錬の日々を終え、A選手がオリンピックの舞台にたち、生き生きと演技し世界と勝負している姿を目にした時は、心の底から感動しました。

A選手はじめ、多くの選手から、"失敗した過去があっても、マインドや方法を変えて取り組むことで未来はかえていけるんだ！"と強く教えてもらいました。また、選手たちと向き合う中で、私が選手の食生活を変えたのではなく、選手が本気で変わりたいと思ったから食生活も変わったんだ…、人は他人が変えられるものでなく自分で変わるものなのだと学びました。

さまざまな競技・種目、年代の選手にかかわってきた経験から、栄養サポートをする際に、事前に情報収集することは必要ですが、先入観を持ちすぎず、今、目の前にいる人をフラットな気持ちでみること、感じることが大切だと思っています。同じ選手であっても、年齢を重ねれば新陳代謝も変わりますし、心持ちや状態により消化吸収力が違ったり、色々な経験を経て食事への考え方も一変しているかもしれません。また、頼もしい反面、とても繊細な選手のキャラクターをふまえて、かける言葉やタイミングを考えることも重要です。そして、選手と面談していると、時に悩み相談になってしまうこともありますが、私ができることは“その人にあった食べ方を一緒に探す”ことなので、対話の最後は、食事の目標をたてることに着地点を置くようにしています。これからも、都度、選手のコンディションや気持ちを聞きながら、選手がよりよい未来を歩む後押しができればいいなと思っています。

ここまで、選手とのかかわりからお話しましたが、「他人と過去は変えられないが、自分と未来は変えられる」は、一般の方のサポート、また私自身の生活すべてに通じる言葉だと思っています。過去の失敗や後悔に蓋をするということでなく、「そんなこんなもあったけど、これからの自分はいつからでも新しく創っていけるんだよ！」という想いです。私自身、まだまだ失敗を繰り返す人生と思いますが（笑）、自分の力を信じて、父が残してくれた言葉「大きく、正しく、ゆっくりと」も心におき歩んでいきたいと思います。

執筆者　花谷 遊雲子（はなたに　ゆうこ）

管理栄養士/健康運動指導士。食が豊かな茨城県に生まれ育つ。子どもの頃から食に興味を持ち、大学の食物学科に進学。食と人が繋がる現場の魅力に引き込まれ、現在は選手のサポートの他、地域の健康づくりに携わる。

Kotonoha 17

残響を聴く

音は、視覚だけでは捉えることができません。聴覚から得る情報をもとに、知性と感性を併せ持ってこそ、知覚していくものです。

コンサート会場、という改まった場所のみならず、ラジオ、テレビ、映画、ショッピングモールや飲食店でのBGMなど、さまざまな場面において、人は無意識のうちに多くの音に触れて生活しています。

もっとも、無音の空間というのは存在し得ない、という考え方もあると思います。例えば、静謐な森の中を想像してみた時、そこには木々の揺れ動く音や、小鳥の囀りなど、無意識に音を聴取しているとも言えます。

日頃、現代音楽という分野を中心に創作活動している私は、日々、音を紡ぎ、頭の中で響かせて納得するまで推敲を重ねて、それらの音を五線紙に映し出すことを生業として過ごしています。

子どもの頃は、それは極めて感覚的な行為でしかなく、「このメロディー/和音/リズムって面白いな！好きだな！」と、思うままに綴っていました。

まだ1歳にもならない頃、それは伝い歩きもやっとのこと、という時期ですが、ピアノの鍵盤を捕まえるかのようにして立つような背丈の頃から、「ここを触れば楽しい世界が広がっているのかな」と、毎日のように鍵盤に触れてオモチャのように遊んでいた、と伝え聞いています。

その後、当時、漸く日本の中で始まろうとしていた3歳児から通える音楽教室へ。まだ2歳半だった私は、母に連れられて通い始めました。音楽教室では鍵盤で演奏することは、幼稚園に入ってからのことですが、私自身はずっと変わらず、自宅では一日中、ピアノにしがみついていたようです。

音を紡ぐこととは、いたずらに音の縦横の組み合わせから連なる「見えないオブジェ」に聴覚を委ねて、確定し、前進させることの連続ですが、その根源には、私の幼少期の「ピアノにしがみついていた時」が今でも基盤としてあるように感じています。

「これが作曲するってことなのよ」と先生から教わるのが、幼稚園の年長さんの頃ですが、作曲に関するさまざまな知識や理論を体得した今でもなお、ふとした瞬間に舞い降りてくる音のアイディアこそ、作曲の面白さであり、予期できぬタイミングで訪れる幸福との出会いでもあります。

私は高校卒業後、18 歳より東京の音楽大学で学んだ後、パリに留学をしました。特に最初の 1 年間は、フランス語をはじめとして、異国の地での日常生活に慣れることに精一杯でしたが、パリでの作曲のレッスンが始まってから数回経った頃でしょうか、先生からのアドバイスで、「音が響いている、そのもっと奥の方までを聴いてごらん。音の表面ではなく、もっと遠くまでを聴いてみなさい」というニュアンスのお言葉がありました。当時の私にとっては、難題を呈示されたことへの驚きと不安で、頭の中が一杯だったことは今でも鮮明に覚えています。

「さて、一体どのようにして、音楽で具現化したら良いのかしら」と暗中模索する日々が始まりました。直ぐに音楽で答えを出せなくても、是非、実現してみたい、という意欲とともに。

音が発せられた後の奥側までを聴取すること。まるで雲を掴むような思いでしたが、それは発音後のみならず、同時に発音される音の塊（単音の場合もあり、和音の場合もあり）の内部をよく聴き込むこと（分析すること）でもある、と察知しました。

音を選び、聴いて分析して確定する。そして、また、その奥までを聴き取る。ひたすら聴覚を最大限に活かした緻密な作業の繰り返しは、果てしなく時間のかかることですが、興味深いことでもありました。

パリへの留学から帰国後、すでに 10 年以上経ちますが、ここ数年間で私の中で確立できたかもしれない音楽語法の一つとして、「残響を聴く」というテーマを大切にするようになりました。

とはいえ、実は子どもの頃から、私の曲にはポーズ（休止部分＝音が無い部分）が多く、ともすれば、断片的とさえも思われがちな曲作りを

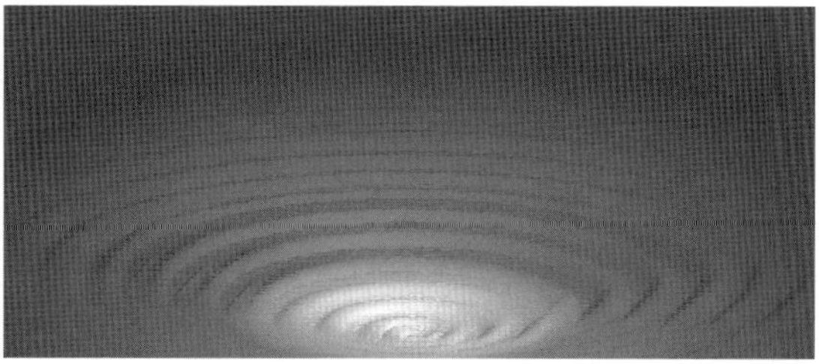

しているのかもしれません。しかしながら、音が無い部分こそ「聴き手が自由に耳を澄ませることができる部分」とも言えるのではないでしょうか。このことは、冒頭で記したように、人が自然界の音を無意識に聴取している感覚と近い認識と捉えています。極めて個人的で曖昧な感覚ではありますが、この概念は、日本の伝統文化における「“間”を意識する」という考え方とは異なると考えています。

少し視点を変えて、『陰影礼賛』（谷崎潤一郎）の内容に触れてみたいと思います。ヨーロッパで数年間暮らした経験のある私としては、谷崎氏の論旨は、「日本独自の感覚ならでは」を見事に描写した随筆であると感じています。私の考えでは、「陰影」とは、ある程度計算された空間描写（光の照らし方に対して）があってこそ生まれてくるギフトのようなものかもしれません。

さて、音について話を戻しますと、ピアノ、フルート、ヴァイオリン、人声…それぞれの楽器によって発音前と発音後のメカニズムは異なります。

また、楽器が置かれている空間（自宅、スタジオ、コンサートホールなど）によって、これらの楽器の響き方、聴こえ方も異なります。違いの具合については、コンピューターで音響解析を行うことで、視覚的に解りやすくなりますが、感覚的なレベルでも充分に察知できると思います。「発音された後の耳へのギフト」こそが「残響を聴くこと」と等しい概念と言えるのかもしれません。

前記した、谷崎氏の述べる陰影への概念とは異なり、私の考える「残響を聴く」ことは、作曲家が計算して成り立つ部分は僅かで、聴き手にとって、自由度の幅が広い概念と捉えています。

そもそも、作曲家が書いた音楽は、演奏家によって世に送り出されます。こうして送り出された（発信された）音は、聴き手によって自由に感知されていくものです。ともすると、私が大切にしている残響とは、聴き手によっては非常に分かりにくいもので、ほとんど感知できない人もいるかと思います。

こうした個人差を含めた上で、作曲家が書いた音の行方を自由に聴き取る行為は、聴き手が自由に受け取れるギフトに他ならないのです。すなわち、「残響を聴くこと」とは、作曲家から発せられる未知数の目には見えないギフトを生み出すことではないか、と考えるのです。

パリでアドバイスを受けた時は、何となく曖昧でしか捉えることができなかった問題点を、帰国して10年以上経つ今、私なりの咀嚼の仕方によって少しずつ明確な独自の様式として答えを出しつつある時なのかな、と感じています。

老若男女、スマートフォン一つあれば早急に多くの情報を得ることができる現代においては、タイムパフォーマンスという言葉も世の中に浸透しつつあります。それは良いことも沢山あるとは思いますが、すぐに答えが見つからず、探しあぐねた末に行き着く悦び、というアナログならではの感覚も忘れてはならないのではないでしょうか。いわば、「無駄かもしれない時間を愉しむ（それは、いつか人生の糧になるのだから、と期待して…）」という発想に置き換えることもできるかもしれません。

一つの助言に対して、じっくりゆっくり時間をかけることによって、その人の発想の道を開いてくれることもある、ということを、私のささやかな経験から感じ取って頂けましたら嬉しく思います。

執筆者　神本 真理（かみもと　まり）

東京藝術大学・大学院修了を経て、パリ国立高等音楽院を修了。文化庁派遣芸術家在外研修員（2005–2006年）。これまでに、Ensemble InterContemporainなど国内外で作品が演奏される。近年の創作テーマは〈残響を聴くこと〉。東京藝術大学、国立音楽大学各講師。https://www.marikamimoto.com

Kotonoha 18

カボチャが広げた世界

私は絵を生業としています。専門は日本画。主に自然物、特に野菜など植物類を多く描きます。2人の人からの言葉が私の人生で大きな影響をもっています。ここでは、そのエピソードを紹介しようと思います。

私は小学校時代をシンガポール、高校時代をアメリカと、学生時代のほとんどを海外で過ごしました。幼い頃から美術が好きだった私のために、アメリカでの高校時代、日本に住む祖父母が定期的に画集を送ってくれていました。その中にあった福田平八郎という作家の作品をみて、日本画というものをよく知らなかった私はその色鮮やかでモダンな画風と画材に惹かれました。それまで日本画とは浮世絵や歴史の教科書に出てくる古い屏風などの資料程度と考えていた私は、日本画の魅力に触れたことで日本の大学に進学し、一から勉強することを選びました。

その後、筑波大学に進学し芸術系の学部で日本画を専攻することになるのですが、しばらくは試練の時期でした。海外でマイペースに美術の授業を受けていた人間と、受験に向け予備校に通い何年もデッサンを積み重ねてきた他学生とは明らかに実力の差がありました。1、2年生の時期は石膏デッサンの授業があり、定期的に行われる講評会では、1クラス40人ほどの生徒の作品が、教授により一番上手い生徒から順に並べられます。一人ひとり評価をして頂くのですが、毎回のように40番目か39番目、頑張っても後ろから数えた方が圧倒的に早い状態でした。また日本画の画材を扱うのにも必死で、少し画材に慣れたかと思えば「では自分は何を描きたいのか」と本質的なところがみつけられず模索の日々。偏った形で日本に憧れがあったため、パチンコ屋の花輪や消防車を描いたり、提灯を描いたりと迷走を繰り返していました。

そんな中、まだ自分のスタイルもみつけきれず描き足りなかった私は修士課程に進みます。1年次の夏休みのことです。実家に帰り暇を持て余していた時、ふと台所にあったカボチャが目に入りました。形がぽってりとして、優しさまで感じる。よくみると皮の模様も複雑で面白い。緑色も様々な色味があって、場所によっては青くもみえる。黄色やオレンジ色もあるし丸や三角もみえる。これまで全体の形しかみていなかったけれど、近くでみるとこんなにも多彩な模様と色かたちが溢れていたんだ…。と、マクロのなかからみえてくる世界の広がりに夢中になり、ペンでカボチャから溢れてくる自然の造形美を追い描きました。「そろそろ夕飯の支度をするわよ」という母の言葉で我に返り、気がつけば丸一日カボチャを描いていました。

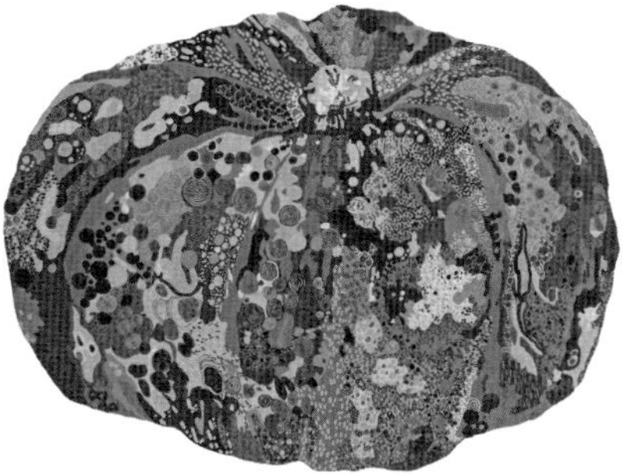

落書き感覚で描いたものですが、美しいカボチャの皮の記録を残しておきたかったことと、時間をかけて夢中で描いたものなので捨てるには惜しく、新学期が始まってからその紙切れをアトリエに置いていました。するとそれをみつけた講師の方が「このスケッチはすごく面白いから、一度これを日本画で描いてみなさい」と言うのです。言われるまま時間を頂き描き始めたのですが、最初は落書きのつもりだったので「これを作品と言っていいのだろうか」と心配しつつもとても楽しく、自然に一気に描き上げることができました。

そして4日後、完成した日本画作品をみせに伺うと、その講師の方が「うん、とても無理なく自分らしく描けていて良いじゃないか。本来のらしさが出ているよ。自然な形が一番向いているのだから、これからこのスタイルで描けば良いと思うよ」と仰ってくれたのです。

それまでの私は「作品とは頑張って世界観を作るもの」「メッセージ

性を必要とするもの」と思い込んでいました。そのため、自分の中に無いものを探しながら、特別描きたいと思えないものをどこか違和感を感じながら描いていたのですが、「無理をする必要はない、自然と自分の中にあるもの、小さい世界でも美しさや感動を感じたものを描くことが自分には向いているんだ」とその言葉で気づかされました。その時一気に、感じたことのない新たな絵を描く喜びが芽生える感覚がありました。その講師からの言葉は、それが無ければ今、絵を描くことがなかったかもしれないものです。

ようやく自分らしい作品とは何かに気がつき始めたところで、修士課程はあっという間に修了しました。その後就職をしましたが、仕事に慣れるためになかなか絵を描く時間が取れないまま、あっという間に10年近くが経ってしまいました。

そして仕事をようやく理解し落ち着いてきた頃、「私は元々絵を描く人間なのに何をやっているのだろう」と自分を振り返るようになり、仕事をしながら定期的に個展を行うようになりました。個展は今の自分、みてほしい作品を開放する場です。学生時代の課題に沿った作品制作とは意味合いが異なります。好きなものを心置きなく描けるようになった分、責任も伴いますが、ようやく本当に自分の描きたいものだけを描き進められるという新たなスタートを切れた気持ちになりました。

定期的に展示を積み重ねていくことで、4年ほど前からありがたいことに絵を描く仕事の割合が多くなりました。そんな中、とある個展会場に、明らかに時間を潰すことが目的のような、年配の男性のお客様が入っていらっしゃいました。最初はさらっと流すように、そして次第に一枚一枚しっかりとみてくださいました。そして、最後に私にこう仰ってくれました。「自分は正直これまでまったく絵に関心がなくて、家に飾るものといえば貰ったカレンダーくらいのものだったのだけれど、展示をみて一枚絵の面白さというものをはじめて知ったよ。ありがとう」。あまりに凄いことを言われたので、しばらく理解が追いつかずに一瞬頭が真っ白になってしまいました。それほどに本当に嬉しい、忘れられない出来事でした。このお客様の言葉は絵を描き続けることの悦びや意味を感じられた言葉でした。

個展では度々、印象的なお客さまとの出会いがあります。例えば、出産を機に仕事を辞め生まれたばかりのお子さんと一日中ご自宅で過ごしているうちに、ご自身の存在意義に悩まれた主婦の方です。子育てで忙しい日々を送る中、たまたま私がSNSに投稿した無花果《いちじく》の作品をみたそうなのですが、「そういえば私は無花果を食べたことがない」と思いたちスーパーで購入し食べてみたと話してくださいました。期待が大き過ぎたのか、思ったほど美味しく感じなかったそうですが、「小さいことだけれど自分は何か新しいことを試してみようと立ち上がることができるんだと気づくことができた。変化を起こすことができるということが少しずつ自信に繋がり、今はすっかり元気になったので、そのきっかけとなった作品をみに来ました」と仰って頂きました。

また、お仕事で大変な時期が続き、モノトーンのような毎日を送ってこられたと仰る方が「生活に色が取り戻せたようで嬉しい。これから仕事をより頑張って老後の楽しみにまた作品を購入したい」と仰ったこともありました。

私自身は単にモチーフが美しいから、面白いからと楽しく作品を描いています。そうした作品が知らないうちに、みてくださった方それぞれの生活にポジティブな影響を与えていることがあるのかと思うと本当に幸せです。そういう意味でも、私はこれからも世の中に溢れている面白い現象や自然の造形美に、感動し表現できる健康で幸せな心身状態でいたいと思います。私の感動が作品を通して人々に伝わるのではないかと思うからです。そしてまたそこから新たな出会いや思い出となる言葉が生まれたらとても嬉しいです。

執筆者　栗原 由子（くりはら　ゆうこ）

日本画家。個展多数。老舗菓子店等のパッケージデザイン、ハイアットセントリック金沢のダイニング・エレベーターホール用の作品制作、三越百貨店お中元・お歳暮ビジュアル制作等。ホームページ：yuko-kurihara.com

Kotonoha 19

身体の声を聴く
～アスリートの実践する“ふたつよいことさてないものよ”～

“ふたつよいことさてないものよ”この言葉は、ユング心理学を深く学び、それを日本の文化・土壌に馴染むような形で発展させ、そして心理カウンセリングを広く普及させた河合隼雄氏によるものです。ユング心理学における心の捉え方の１つに“全体性”があります。光があれば影があるように、物事は相反するようにみえるもので１つの全体がつくられているということです。河合先生は、一見よいことと思われるようなことでも、それによって困ることがあるし、反対に、一見わるいように感じられることからも新しい発見があると言います。

人は、それまでの生き方では対応できないようなことに直面した時に“困り”ます。気持ちが不安定になり、時には日常生活がおぼつかなくなることもあります。“わるいこと”が起きていると考えるかもしれません。たいていの場合は、憂さ晴らしなどで“わるいこと”から逃れ、なんとなくやり過ごせます。でも、いつもそういうわけにはいきません。そこで、少ししんどいけれどもその“困り事を大切に”して、しっかりと向き合って考えていくと、今までには気づくことのできなかった“自分のこと”を発見することがあります。

“わるいこと”はできれば避けたいです。でも、それのおかげで、新しい何かを発見する機会があると考えるならば、“わるいこと”を取り除くことの方が残念かもしれません。“なぜこんなことで困るのかなあ”と、少し踏ん張ってみると良いかもしれません。競技の場面から例えてみます。新しい指導者のもとで競技をすることになった選手が、「この指導者はダメだ。何も教えてくれない。頼りにならない。以前のコーチはいろいろ教えてくれたのに…」という状況で困っていたとします。「どうしようもないなあ」と困りながらも、これまでに経験したことを思い出したり、自分で他の方法を学んでみたりと、試行錯誤していると、いつのまにか以前の自分よりもしっかりとしてきたという実感を得ることもあります。もし、新しい指導者からも手取り足取り教えてもらっていたら、自分で考えてみるという機会が失われていたかもしれません。困る状況にあっても“ふたつよいことさてないものよ”と口にして、その困り事を持ち続けることからも「よいこと」が見つかるかもしれません。

さて、私は、競技スポーツに勤しむアスリートに対して心理支援を行っています。心理サポートやスポーツ臨床などと呼ばれますが、この活動を通して私が実感する“ふたつよいことさてないものよ”を紹介したいと思います。とは言え、この言葉に最初に出会った大学院生の頃（20年以上前）は、分かるようで分からないといった感覚だったと思います。目の前にいる選手に対して“選手がこのような困難を抱えるのはなぜなのか”“この困難は選手にとってどのような意味をもたらすのか”といった姿勢で彼らの訴えを傾聴しているのですが、時折、選手も私も無力感に襲われることがあります。そのような時に、この言葉を思い出すようにしています。20年以上になる心理支援の経験から、アスリートの実践する“ふたつよいことさてないものよ”のキーは、“身体の声を聴く”ということに気づきました。

そもそも、対立するものの調和が“全体性”ということですが、この視点で、心と身体のつながり（調和）を大切にする支援を私は実施しております。身体を限りなく鍛え抜いたアスリートの卓越したパフォーマンスに多くの人は魅了されます。ところが実際には、アスリートはいつも華々しい舞台に居るわけではありません。競技生活のそのほとんどがとても苦しい状況です。過酷な練習を毎日続けるには、特別なやる気が必要かもしれません。また、ケガをして思うように実力が発揮できないことや、指導者から求められる動きができずにもどかしい状況に置かれることもあります。このような時に、無理にやる気を出そうとしたり、前向きに考えたりすることで、その苦しい状況から脱却するのは、理想的ですが現実的ではありません。私のかかわっているトップアスリートの多くは、少し異なった方法で自身の置かれている苦しい状況を乗り越えていきます。それを一言で言ってしまえば、彼らは自分自身の“身体と対話する”ことで、“今の自分に足りないものは何か？”と考えていくことが多いです。たいていの場合、“こういうプレイをしよう”“こう腕を動かしてみよう”などと、心（意識）で身体をコントロールしようとします。ところが、アスリートはそうではなく、身体に起こっていることを手がかりに、さらに上のステージに立つ自分を発見していきます。身体が思うように動かない時に、身体にどうしたいのかを聴いていくのです。“なぜこんな動きになるのかな”“なぜ今日はここが痛むのかなあ”などと、まるで身体にも“意思”があるかのように、その意思を聴くようなことをしているのです。そうすると、困りごとから生じる苦しい状況は変化していき、新しい自分自身を発見する喜びへとなっていきます。アスリートは“身体の声を聴く”ことに長けているのです。

時折、身体はその人の存在そのものを揺さぶる危機をもたらします。ある国際大会出場を目指していたA選手は、それを目前にした矢先に肩を負傷しました。離脱の危機を感じながらも継続した結果、足首、膝といった競技においては重要な部位に次々と故障を抱えることになりました。リハビリ中には多くの方が、A選手の目標に向けた支援を試みますが、A選手にとっては、むしろ競技意欲そのものを失うようなことになりました。逃げ出したくなりながらも、なんとか踏ん張ってはいましたが、とうとう腰にも痛みを生じ、今後の日常生活にも支障をきたすほどにまでなりました。身も心もボロボロになったA選手は言いました。“人間はいずれ死ぬのに、なんでこんなに苦しまなくてはいけないんですかね”と。私は何も言えず、ただただ無力感に陥っていました。“ふたつよいことさてないものよ”を疑いたくなるほどです。それからA選手は、競技を始めた経緯や、印象に残る指導者、仲間、家族のことなどを語ります。その語りを通じて“なぜこの競技を続けてきたのか”“私自身は何者なのか”といった実存的なテーマに取り組むこととなりました。目標達成は叶いませんでしたが、人として一回り大きくなったような印象を抱いたところで、A 選手との対話は終結を迎えました。不思議なことに、この頃には身体の痛みは消えていたのです。

アスリートとの心理サポート実践はとても厳しいものです。彼らの真剣な困りごとは命がかかっていると言っても過言ではないと私は思います。ですが、彼らは逆境に立ったり、苦しい状況の中にいたりする時にこそ、“ふたつよいことさてないものよ”を実践し、より高次の自分創りをしていると言えます。苦しい状況であればあるほど、その後に発見する新しい自分に誇りを持っているように思えます。競技の世界は、勝敗やパフォーマンスの出来映えで評価されるものです。しかし、そのような外的な結果よりも、自分自身を誇りに思えるような営みに勤しむアスリートの姿に、私は感動を覚えます。心理サポートとは言っても、実際には“アスリートから学ぶ”ことの方が多いと実感します。その学びを深める努力を専門家として続けていこうと思います。

執筆者　武田 大輔（たけだ　だいすけ）

スポーツ心理学を専門とし、アスリートとの「対話」を実践している。科学やエビデンスに疑問を持ち、現実世界を生きる知恵を彼らといっしょに創っていきたいと奮闘している。

Kotonoha 20

ようするに何でも屋なんだよ

私は児童養護施設で心理士をしています。そこは両親と離れて子どもが集団で生活しているところで、虐待などで適切なケアを受けられずに生きてきた子どもが保護されて来ることもあります。こう書くと暗い場所のようなイメージを持つかもしれませんが、子ども達は頑張り屋で人懐っこいですし、一般の家庭にいる子と同じようにけなげに「当たり前」の生活を送っています。

ここでの私の仕事は、子どもの日常のケアを担当する保育士と協力しながら、子どもの話を聞き、一緒に遊び、子どもの育ちを支えていくことです。心理相談室で子どもと過ごすこともちろんありますが、子どもたちが生活している場所でも活動します。例えば、子ども同士のトラブルの時には、泣いている子どもをなだめ、その子の気持ちを言葉にし、どこに行き違いがあったのかを明らかにして、ケンカにならない言葉づかいを伝えたりするなどします。小さな困りごとの解決をお手伝いすることもよくあります。なくし物がみつからない、おもちゃが壊れた、おもらしをしたなどのほか、子どもが木登りなどのちょっとしたチャレンジをしたい時にそばについて見守ることもあります。日常の１つひとつのやりとりが子どもにとってホッとできる瞬間になるように、「大人が支えてくれる」「守ってくれる」という経験になるようにと心がけています。

そのようなやりとりを重ねていくと、子どもは少しずつこれまでのつらい体験を遊びや会話などの中に垣間見せてくれるようになります。そこには「誰も自分を守ってくれない」「いつ裏切られるかわからない」などの大人に対する恐怖心や周りの世界に対する根強い不信感がこもっていて、激しい怒りやどうにも満たされない気持ちだけでなく、時には「死んでしまいたい」というような絶望感が含まれていたりもします。痛々しくて切なくなるのですがそれらもその子の大切な一部なので、否定することなく受け止めてその子が自分の力で整理していけるように時間をかけてサポートしていきます。

普段あまり意識することはないのですが、私自身がこれまで身近な人たちに守られ尊重してもらった経験から、私は「世界は信頼するに足るものだ」という感覚を持って子どもとかかわっています。この感覚はとても大切なもので、私自身の心を安定させ、子どもの傷つきを受け止めるための支えになっています。

しかし、子どもが垣間見せる傷つきの感覚を受け止め続けていると私自身もどうにも表現できないつらい気持ちになっていき、子どもと同じように大人や社会に対して憤りを感じ、孤立感が強まり、あきらめの気持ちがわいてくることがあります。私の中にあるこの世界への信頼感が薄れていき、いつの間にかその子と同じ見方で世界をみるようになってしまうのです。

そこから回復していくにはやはり人の助けがいります。家族や親族、友人や同僚など、近しい人に愚痴を聞いてもらい、指摘してもらい、そしてまたいつも通りのやりとりをすることで、私はそれまでの「当たり前の感覚」を取り戻していくことができます。

また、どうやら私は人とのつながりとは別のつながりの感覚も心の支えにしているようです。例えば自然の営みの中に私はそれを感じます。頬を刺すような関東の冬の冷たい北風と少し風が止んだ時に感じる日差しの温もり、そういった肌感覚から生きていることを実感したり、雨上がりの道端で名前も知らない小さな草花がキラキラと輝いているのを見て、大昔から命が連綿と続いていることをふと思い、自分もその連なりの一員であることを感じたりしています。

そしてもう１つ、私にとってとても大切なつながりの感覚があります。それは「一族が大切にしてきた生き方が私の中にも根づいている」という感覚で、ここでは少しそれにまつわる話を紹介したいと思います。

戦後、父方の祖父は何十人もの従業員を抱えて金属加工の町工場を経営していました。町内会の会長や神社の宮総代を務め、正月には大勢の人があいさつに来てとても賑やかだったことを覚えています。また祖父は器用な人で、60歳で工場を引退してから油絵を描き始め何度も展覧会に出展していました。

私は一族の中で初孫でした。父を含め伯父たちがみんな工場を手伝っていましたし、私も大人になったらここで働くのかなと思ったこともあります。でも祖父からも父からも「継いでほしい」という話をされたことはありません。きちんと聞いたことはないのですが、特に父が私の意思を尊重しようとしてくれていたようです。結局、私は物作りの道には進まずに心理士を目指すことになります。そして工場の方はというと、バブル崩壊の荒波になんとか耐えたもののリーマンショックの後に廃業することになったのでした。その時の親族の集まりでの父や伯父の悔しそうな様子、涙を流す叔父の顔は忘れません。

後日、伯父から昔の話を聞くことがありました。祖父の家は東京に出てくる前は地方で村の鍛冶屋をしていました。小さな村の中で周りの人たちと協力しながら畑や漁をしていて、農閑期になると頼まれて農具や荷車の車輪などを直していたそうです。

その時に伯父さんから「ようするに鍛冶屋ってのは、頼まれたら何でもする何でも屋なんだよ」と聞いた時です。私の中で電気が走って何かがつながったような気がしたのでした。

私は施設でその時々の子どもの困りごとの相談にのり、心理士であることにこだわりすぎることなくオーダーメイドで解決を図るようにしています。村が施設になり、鍛冶屋さんが心理士になってはいますが、いつの間にか私も「そこで必要なことを何でもやる人」をやっていました。「なんだ私もここで、もの作りの仕事をしているじゃないか」と思うと視界が開けた感じがして、亡くなった祖父にも「自信を持ってこの場所で全力を尽くせばいい」と背中を押してもらったように感じたのでした。きっとこの時に、本当の意味でこの場所が「私の仕事場」になったのだと思います。

今、私の勤める児童養護施設には祖父が描いた油絵と小さい頃に私も担いだことのある子ども神輿が飾られています。たまに子どもが興味を持つこともあって、その時には祖父のことも話しています。

またこんなこともありました。ある日、夕暮れ過ぎの薄暗がりの中、子どもたちが庭に散らかしたおもちゃを私が一人で片付けていると、学校から帰ってきた高校生の女の子が何も言わずにそれを手伝ってくれたのです。その子がそんな手伝いをしてくれるイメージがなかったので驚きましたが、きっといつも誰かが庭を片づけていることにその子は気づいていて「見えないところで支えてくれている人がいる」という感覚を持ってくれていたのだと思います。私が「何でもする」中に込められている大切な感覚が子どもに伝わっていたのだと感じた瞬間でした。

人間同士のやりとりは不思議なもので、私が子どもの抱えている傷つきの感覚に影響を受けてしまうのと同じように、きっと子どもも私の持つ「つながりによって安心する感覚」を日々のかかわりの中で受け取ってくれているのだと思います。だとしたらこのやりとりを重ねた先に、いつかこの子にも「この世界はそんなに悪いものでもない」と思えるようになる日がくるかもしれません。そんな期待というか願いを持ちながら、これからも子ども達との何気ないかかわりを続けていこうと思います。

執筆者　菅原　恵（すがはら　けい）

公認心理師。臨床心理士。児童養護施設で子どもと一緒に本気で遊び、喜び悲しむ仕事をしている。日々の小さな課題を解決したり、新しいことをあれこれ考えたりすることが好き。

Kotonoha 21 あなたがやらなければ、この先誰もやらない

まず、少し私の生い立ちからお話します。私は、雄大な山と清流に囲まれた岐阜県の小さな町で育ちました。中学時代にお世話になったソフトボール部顧問の先生から「あなたの体格と体力だったらローイング（ボート競技）が向いているよ」と勧められたことをきっかけに、進学先の高校の漕艇部に入部することを決めました。ローイングは1000mまたは2000mを全力で漕ぐ、とても過酷なスポーツです。一方で、大自然の中で自分自身と向き合いながら、心身の限界にチャレンジする自由で開放的なスポーツでもあります。顧問の先生はとても熱心で、辛い練習の先にある喜びや楽しさについて教えてくれました。

大きな転機は、高校3年生の夏です。高校日本一を決める全日本ジュニア選手権で2位に入ったことをきっかけに、大学でも競技を続け、選手として世界を目指して戦っていくことを決意しました。

時を同じくして、日本ボート協会（現：公益社団法人日本ローイング協会）が2008年北京五輪に向けて新しい強化方針を打ち出し、イタリアからポスティリオーネ・ジョバンニ氏を招聘しました。新しい強化方針は、年間を通して質の高いトレーニングを継続的に行うもので、日本代表を目指す選手は長期の強化合宿に参加することが求められました。当時学生だった私は学業と両立する以外の選択はありませんでした。ハードなトレーニングをこなしながら、往復3時間をかけて通学する生活を続けるうちに「こころ」と「からだ」のバランスが取れなくなり、「自分は何のためにボートを漕いでいるのか」と悩む毎日を過ごしていました。当時の私はこのような辛い状況への対処の仕方が分からず、結果的に日本代表から離脱することになりました。情けなく、悔しい気持ちでいっぱいでした。他方で、ジョバンニ氏の厳しいトレーニングを継続で

きた女子選手は、五輪で過去最高の成績を残します。これらの経験から、当時の私は厳しいトレーニングに耐えられる「こころ」と「からだ」が未熟だったことに気がつきます。振り返れば、勝つことに強い拘りを持つ自分がいて、周囲が求める理想の選手像を追い求めているうちに、その時自分が向き合わなければならないことが分からなくなっていたのかもしれません。世界の頂点を目指すためには質の高いトレーニングを継続できる「こころ」と「からだ」が必要で、選手として充実した状態を作り上げるための期間と環境整備が大切であると強く感じました。

このような状況の中、大学卒業前にオーストラリアへ渡り、海外のローイング文化に触れる機会に恵まれました。オーストラリアでは各地域にローイングクラブがあり、子どもから大人まで幅広い世代の人々が所属し、ローイングに親しんでいます。学校や企業がスポーツの基盤となっている日本とは異なり、進学や就職によって環境や指導者が変わることはありません。また、私は「選手たるもの、こころもからだも強くあるべき」という考えを持っていて、当時、常に気を張り詰めて、すべてをローイングに捧げる生活をしていました。一方で、滞在期間中にホームステイをさせてもらったオーストラリア・ローイング界のレジェンドであるジェフ・サイクス氏は、ローイングが好きという気持ちが根底にあり、「自分自身を大きく見せよう」というような印象を受けませんでした。ローイングに対する向き合い方や取り組む姿勢は、当時の私とは真逆で、彼と時間を共にする中で私の思い詰めた心が解放されていくようでした。おそらく、日本にいてはこのような心の変化はなかったでしょう。このオーストラリアでの経験がその後の人生の羅針盤となります。「選手の雇用やスポーツの受け皿として、欧米のようなスポーツクラブ文化を作り、国内でローイング（スポーツ）に親しむことができる環境を整えたい」と思うようになりました。

また、日本の女子選手は若くして国内のトップレベルに躍り出ることが多い傾向にあります。私の失敗から、特に女子選手については心身の発育・発達や個々の課題に応じて育てることが必要だと考えました。

私は、オーストラリアから帰国後、学生時代に敗れた夢を再び目指すため、これまでの社会基盤に依らない形で競技を続ける道を模索し始めました。ローイングは五輪でメダルを獲得したことがなく、これまでと同じ取り組みをしていても変わらない、そんな思いを関係者に自分の言葉で伝え続けました。当時は企業スポーツの過渡期でした。リーマンショックの影響により、企業から雇止めにあった選手の独立やプロ化のニュースを耳にするようになり、至るところでこれまでにない新しい活動が産声を上げました。私が参考にしたのは、競技環境が似ている陸上長距離選手のプロ化の動きです。

幸運なことに、私の夢を応援したいという企業が見つかるまでに、それほど多くの時間はかかりませんでした。社会人一年目の初夏です。まず、提案してくださった方との面会が設定されたのですが、それまでの間、私の心は大きく揺れ動いていました。

夢を語っている時は、明るくワクワクした気持ちで未来のやりたいことや新しいアイディアが浮かびますが、夢が現実となっていく時は、なぜか目の前の世界が灰色に変わり、不安と孤独に襲われました。ローイングは、狭い世界です。噂はあっという間に広がりますし、さまざまな見方をする人や意見を言う人がいます。実績のない私がプロ選手になるなんて「無謀」と言われるのではないか、「一人でやっていけるほど、甘い世界ではない」と厳しい言葉を投げかけられるのではないか、そんなネガティブな感情が私を覆いました。そして、何よりも最後までやり抜く覚悟への自信が揺らぎました。このような、さまざまな感情が渦巻く中、面会の時にかけられた言葉が私を奮い立たせました。

「ローイングでは初めての試みです。あなたがやらなければ、この先誰もやらないでしょう」

この言葉を聞き、私は理想とする新しいスポーツの形をはっきりと想像することができました。このようなチャンスが巡ってきたのは、これまで誰にもありませんでした。私がやらなければ、この先も状況は変わらない。学生時代の辛い経験から、日本のスポーツシステムや社会構造に疑問を持ち、その後、オーストラリアに渡った経験により、スポーツの価値観が大きく変わりました。このような経験をした私だからこそ、周囲のイメージに苦しめられず、選手がいきいきとスポーツに取り組めるように後世の道を切り拓きたい､そう強く思いました。その瞬間から、私は腹を括り、大学卒業後に入社した会社を 7 カ月で辞め、新しい環境を作るための一歩を踏み出しました。

あれから 15 年が経ち、私は今年で 37 歳になります。現役時代は、五輪に 3 度挑戦しましたが、結果的に出場は叶いませんでした。あの時の選択が本当に正しかったのか、未だに分かりません。もしかしたら、あのままプロになる選択をしなければ、世界チャンピオンになれていたかもしれません。それは誰にもわかりません。

しかし、あの時の決断がなければ今の私の人生はありません。今、私はスポーツを支える立場となり、選手がいきいきと活動できるような環境をつくりたいという思いで、さまざまな活動に取り組んでいます。何度も壁にぶつかり、苦しみ、悩んだ日々を思い出しながら、これからは、私が人と人の縁を繋ぎ、誰かの背中を押していける存在になっていきたいと思います。

執筆者　若井 江利（わかい　えり）

大学卒業後、ローイングのフルタイムアスリートとして活動。その後、日本スポーツ振興センター及びスポーツ庁で女性アスリート支援や次世代アスリートの発掘・育成・強化等を担当。2023 年より専修大学講師。

Kotonoha 22

失敗はその人にお返しする

私は今、心理療法（カウンセリング）という、悩んでいる人に対して、話を聴き、その人なりの答えがみつかるようにお手伝いをする仕事をしています。心は目には見えないので、何が正解かが分からないことも多いです。そんな仕事をする上で、私を支えてくれた言葉は、故・溝口純二先生が伝えてくださった「失敗はその人にお返しする」です。その言葉をもらったのは、大学院生の頃、心理面接を行うに当たって心理療法家としての基本的な態度とはどういうものか、何に気をつけたら良いのかを学ぶ授業の中でした。授業は、先生の誠実な臨床観がそのまま語られる場でもありました。ただし、私がその言葉の意味を噛み締めるように実感したのは、実際に仕事としてカウンセリングをするようになり、クライエント（相談者）と会うことの難しさを痛感してからになります。

この言葉を紹介することで、これから誰かをサポートする仕事をしようと思う人には、自分の仕事の専門性を考えるきっかけになってもらえたらと思います。そして、心のサポートを必要とする人には、カウンセラーってそんなことを考えているのかと知ってもらえたらと思います。

さて、カウンセリングにおける失敗とはどんなものか、想像できますか。私の仕事と失敗についての話をしましょう。

私は、長年、線維筋痛症の患者（私にとってクライエント）を対象にしてカウンセリングをしていました。線維筋痛症とは、どんな医学的な検査をしても原因がはっきりと分からないものの、慢性的に身体に痛みを感じる病気です。15年間勤めていたクリニックでは線維筋痛症専門外来があり、リウマチ科・整形外科・脳神経内科や精神科等、さまざまなアプローチで治療が提供され、自ら必要とする方・医師から必要ではないかと勧められた方にカウンセリングも行われていました。クライエントは、“身体が痛い”ことをどうにかしてほしいと来院した方がほとんどですので、身体で感じている痛みに対して、心の話をすることがどれだけ意味があるのだろうかと思っている方もいました。それでも、薬を飲んでも痛みの改善がみられない中で、良くなる１つの方法になるのではとカウンセリングに来談されるのです。

私の仕事は、カウンセリングに意味があるのか疑いつつも、なぜ来談してみようと思ったのかを丁寧に尋ねていくことから始まります。すると、身体科の診察では話されることのなかった、子どもの頃の傷つき体験、親子関係の複雑さ、夫婦関係の悩みなどが語られることがあります。そうした話の中で、心の傷つきが身体の痛みとリンクすることに気がつく方もいました。

痛みの感覚は、身体が傷つけられても、心が傷つけられても感じるものです。しかし、どんなふうに痛いか、どれくらい痛いのかは、誰とも共有し得ない、その人だけの感覚です。「医学的な異常はない」と言われても、クライエントはどんなに自分が痛いのかを語ります。カウンセリングは言葉を通して、クライエントの人生や体験に触れることでもあります。心の見えない傷であっても、身体の傷と同じように不用意に触れてしまえば痛みが増してしまうので、見えないからこそ慎重な対応が必要になります。また、カウンセリングの過程の中では、クライエントの悩みに対して答えがみつからないことも、場合によっては何かを諦めたり、自分のネガティブな部分を受け入れたりすることもあり得ます。しかし、それはとても大変なことで、敢えて傷つきと向き合いたいと思うことは難しいのです。

心の専門家としては、心と向き合う場が意味ある場所になってほしいと思っているけれど、クライエントにとっては、心と向き合うことはかえって自分の傷つきの深さを感じさせ、苦しくなることもあります。ちょっとした対応でも、身体の痛みを語るクライエントにとって「このカウンセラーは私のことを分かっていない」「やっぱりカウンセリングは意味がない」と思わせてしまえば来談する意欲もなくなり、次の予約はキャンセルされ、カウンセリングが中断になるのです。私が線維筋痛症のクライエントとかかわり始めた頃、クライエントが深い話をしてくれた後でキャンセル・中断になってしまう「失敗」をたくさん経験してきました。多くの場合、「失敗」に気がついた時には目の前にクライエントはもういませんでした。

私と同じように、人を相手としている仕事にとって、失敗というのは取り返しのつかない一回性のことも多いと思います。「失敗は次に活かす」という考え方もあります。うまくいかなかったことを振り返り、“次に会う”クライエントにはそうしないようにする、というかたちで専門家としての学びにすることも大切だと思います。

しかし、溝口先生の言葉は「失敗はその人にお返しする」です。この言葉は、「失敗」から学ばせてもらったことは自分のためにではなく、本来治療者としての至らなさについて教えてくれた存在である、“そのクライエント”にこそお返しすることが大切なのだという意味を含んでいます。学生として聴いた時は、正直、目の前にもういないクライエントに返すとはどういう意味だろうと思った覚えがあります。ただ、先生が、今目の前にいるクライエントとのかかわりを他に替わりの利かないものだと捉えていることが伝わってきました。その言葉の意味を聴いた後では、「失敗を次に活かす」という考え方はどこか無責任なものに思えてくるのです。

私が自分の「失敗」に向き合った時、私の失敗は自分の専門性である心に着目し過ぎたことでした。それまで心の理論は学んできたわけですが、身体症状に表れるくらいのその人の心の苦しさということをきちんと理解できていなかったことです。失敗を実感した時、溝口先生の言葉が浮かんできました。学んできた心の理論の押し付けでなく、その人の役に立つということはどういうことかを問いかけてくるのです。そして私は、キャンセルをしたクライエントに電話をかけ、手紙を書き、クライエントにとってのカウンセリングの意味を問いかけ、自分の反省点についての内容を伝えるようになりました。自分の失敗をベースに、そのクライエントにとって役立てることは何かという面接の目的をお互いが見直すきっかけにしたのです。その対応に無反応なままの方もいました。しかし、何か響いた場合には、一度途切れたクライエントとの関係が再び繋がって、終結まで、または今現在もカウンセリングが続いている方もいます。

自分でも不思議なことは、心理療法の実践を積み、失敗の意味を自分に問いかける「前」に聴いた溝口先生の言葉がずっと残っていたことです。それはきっと実践家としての溝口先生の態度に触れて、先生が心理面接の中で人に会っている姿勢がありありと想像できたように感じたことが大きかったのだと思います。人と会って話を聴くこと・目に見えない心というものに向き合う仕事をするとはこういうことかと伝わってきたように思ったのです。

自分の失敗や至らなさを考えることは苦しい時もあるので、できれば失敗はしたくないものです。しかし、心に正解というものがないが故に、これからも、きっと心理療法の経験をいくら積んだとしても、私は失敗を何度もするのだと思います。「失敗はその人にお返しする」という言葉は私にとって、"その人"一人ひとりとお会いする時の姿勢・自分の専門性をずっと問い続けてくれるものであり、また、支えてくれている言葉でもあるのです。

執筆者　小島 綾子（こじま　あやこ）

公認心理師・臨床心理士。大学病院・精神科クリニック等の医療分野の臨床実践を経て、現在は大学や中高一貫校等の教育機関に勤務。2021 年、オンライン・カウンセリングのための「とりのこ心理オフィス」を開業。

Kotonoha
23

周りの人のおかげさま

「大切な言葉はありますか？」と本原稿の依頼を受けた時、ふと頭に浮かんだのは、中学２年生の担任の先生、高校の部活動の監督、大学院の指導教員、職場の同僚、友人、夫、両親の顔でした。それから数カ月、「私だけの大切な言葉とは？」と自分自身に問いかける日々を過ごします。これまでの人生で起こった出来事に対し、その状況をどう乗り越えたのかを振り返ってみたり。ある時は、これまでの人生で出会ってきた方々の顔を思い浮かべ、その方々から贈られた言葉を思い出してみたり。またある時は、同僚や友人に「あなただけの大切な言葉とは？」と問いかけてみたりもしました。すると、そこには必ず何かしらの言葉があります。その言葉は十人十色。場面や状況によってもさまざまです。それゆえ、日々の生活に一喜一憂しながらも、その大切な言葉に支えられ、またその言葉は１つではなく、２つ、３つと多くの言葉に刺激を受けながら生きていることに気づかされました。その１つひとつの言葉の背景には、かけがえのない物語があり、どれか１つの言葉を、と考えると非常に難しい…、それはまるで、言葉の沼にはまっていくような感覚でした。

しかし、私のなかで繰り返し出てくる言葉がありました。それが、“周りの人のおかげさま”という言葉です。これは母から教わった言葉でした。この機会に改めて、母にこの言葉の意味を聞いてみました。

「人生の中で出会う人とは、決して自分にとって良い出会いばかりではない。人に傷つけられることもあるが、それを癒してくれるのも人。すべての人との出会いに意味があり、またその出会いから新たな視座や価値観を得ることができる。今の自分が生かされているのは、周りの人のおかげさま。決して、感謝の気持ちを忘れてはならない」

母曰く、誰かの名言というわけではないそうです。生きていくなかで、その言葉の意味を紡いでいった、と教えてくれました。その言葉の意味の通り、出会うべくして出会った人とのかかわりのなかで、色んな感情に出会い、心が動かされる経験こそが、私をさらに前へと突き進めてくれています。この言葉の背景には、両親から得た多くの学びがあり、私の生き方を導いてくれたきっかけがあるのです。その経験の一部を紹介したいと思います。

私の両親は、“人を大切にする”ということを信条としています。それぞれの人生で培ってきたこの考えを、私を育てる際に“立ち振る舞い”として示してくれていました。父は、その考えを目に見える形として伝えてくれたことがあります。それが、平成30年5月9日、父が還暦を迎えた次の日のことです。還暦当日は、約150名の方の協力を得て、還暦パーティーをサプライズで決行しました。この日を通じて、父の人望の厚さを身に染みて感じ、これまでの父の生き方に憧れ、そんな父の娘であることを誇りに思いました。その翌日、父から1通のメッセージが届きます。

「私の財産は、お金でも家でもない。これまでの人生において出会ってきた“人”たちである」

それは、これまでの人生をかけて私に出してくれた問題の答え合わせをする、そんな瞬間でした。

また母は、日々の生活の中でその考えを、言葉とともに行動で伝えてくれていました。それは、トイレットペーパーホルダーの天板に飾られた1枚のポストカードに込められています。必ず目に入る場所にもかかわらず、実家に住んでいた頃は、あまり意識してみていませんでした。しかし実家を出てからは、ポストカードの言葉がいつも目に留まります。帰省する度に入れ替わっているので、きっと母がその時々の私や家族を想って選んでくれているのでしょう。その言葉には母の想いが込められているようで、私の背中をそっと押してくれる…、そんな感覚になります。その何気ない行動からは、母の“家族（人）を大切にする”という考えがひしひしと伝わってきます。私にとって実家のトイレはパワースポットとなり、そのプライベートな空間こそが、自分と向き合い、心を整える、そんな場所に変わりました。

両親から得たこれらの経験こそが、私の仕事に活かされています。私は現在、日本スポーツ心理学会が認定しているスポーツメンタルトレーニング（SMT）指導士として、選手やそのアントラージュ（関係者）に対する心理サポートをしています。主に、SMTの技法指導を通して選手の心理サポートを行っていますが、実力発揮に必要な心理的スキルの向上だけでなく、選手自身の心理的成長も目的となります。そこで私が大切にしていることは、その選手とより良い関係性を築くことです。これは大切にしているというより、その価値観が根付いている、といった方が正しいのかもしれません。SMT指導士として選手にどのようにかかわるのかも重要ですが、まずは人として、その人と出会えたことに感謝をすると、自然と関心を持ち、その人のことが大切に思えます。それによって、その人自身が本音で語れる、そんな安心できる場所や時間を提供しよう、という思いが湧き出てきます。今思うとそれは、ホッと安心できる場所やそっと寄り添ってくれる存在の重みを、私自身が両親から強く、そして深く教えてもらってきたからなのだと思います。心理支援者としてもまだまだ未熟で、選手との向き合い方やサポートの進め方など、多くの研鑽が必要だと感じています。時には、この考えが邪魔をすることもあるでしょう。ただ、これまでにたくさんの選手やそのアントラージュと出会い、支援者である専門家の方々と協働することができているのは、この考えが影響し、またこの活動こそが“周りの人のおかげさま”でできていることなのではないか、と思っています。

私だけの大切な言葉は、1つではありません。これまでの人生でたくさんの言葉に支えられてきたからです。また、その言葉の背景には大切な人との関係性がみえます。「大切な言葉はありますか？」の問いに、“言葉”ではなく、まず“人”を思い浮かべたのも、私だけの大切な言葉は、“大切な人からの贈りもの”だと、潜在意識として持っていたからなのかもしれません。何よりも、この機会に自分の人生と向き合い、私だけの大切な言葉を明確にできたことは、今後の人生において非常に大きな意味をもつと思います。人との出会いなくして私の成長はない、と胸を張っていえます。この世に生きている奇跡、大切な人たちと巡り会える奇跡、この奇跡の連続をこの先も味わいながら、“周りの人のおかげさま”というこの言葉を胸に、私の人生を歩んでいこうと思います。

最後に、この言葉を贈ってくれた両親と、人生を振り返る機会をくださった編者の先生方、そして私にかかわってくださるすべての皆さまと、この本を手に取ってくださった読者の皆さまに感謝申し上げます。ありがとうございます。

執筆者　中山 亜未（なかやま　あみ）

選手やそのアントラージュ（関係者）に対して、関係性の構築を大切にした心理サポートを心がけています。その関わりの中から得た気づきを学びに変え、深みのある支援ができるよう日々奮闘中です。

Kotonoha 24

グレーは、いい色よ

私は自己表現が得意ではありません。それは、自分の中にあるさまざまな考えや感情の整理に時間を要するからです。それに加え、周囲からのリアクションを気にしたり、考えすぎたりする性格だからです。発言をする時や、物事を決める時には、色々なものを天秤にかけ、矛盾した感情をぶつけあうといったような作業を自分の中で繰り返し行っています。

私はそんな自分が好きではありませんでした。特にアスリートというキャリアを通して、周囲の目を気にする私には自分の軸がないように思えたからです。一方、第一線で活躍する選手の発言や振る舞いからは意志の強さを感じ、憧れや劣等感を抱いていました。そういった選手になりたい、活躍するためにはそうならなくてはいけないと思っていました。しかし、キャリアを重ねるごとに周囲からの注目が増え、ますます周囲からの声に敏感になっていきました。現役を引退した今もなお、周囲のリアクションを気にしたり、物事を考えすぎたりする性格は、自分の心をないがしろにしてしまうことがあります。

最近も対人関係に悩むことがありました。無理なことは断り、そうでなければたいていのことは受け入れるといったスタンスの私ですが、相手からの強いプレッシャーを感じるとそれができず、“いい人”になってしまいます。相手の要求に対して、求められているであろうリアクションをとるといった、いわゆるイエスマンのような状態です。それを繰り返しているうちに心が疲弊し、苦しくなりました。しかし、ずっと“いい人”でいたせいで、相手の意に反するリアクションをとることも怖くなっていました。自分を大切にしようと思い、本来の自分はどうしたいのかを考えてみても、それすらも素直に感じ取ることが難しいほどまでプレッシャーを感じている自分がいました。

そんな悩みをある方に相談をさせていただいた時、「ゆっくり考えても遅くないよ。白黒決められない時は、グレーゾーンで待機しよう。グレーは、いい色よ。そのうち、答えが見つかる！」そう言葉をくださり、周りのことは気にせず自分の思うままに生きて欲しいという想いを伝えいただきました。

“グレーは、いい色よ”。私の心に深く残った言葉です。冒頭に述べたような、今まで自分自身を好きになれなかった部分も含め、悪いことではなかったのだと受け入れる勇気をもらいました。そして、自分の中に存在するたくさんの想いや感情、矛盾などは、白か黒かのように簡単には表現できないことなのだと思うようになりました。それが私なのだと思うと、心が軽くなるのがわかりました。答えを出すことを急がずに自分の声にしっかりと耳を傾けることで、自分を守ろうと思いました。それまでは“いい人”や“理想像”に近づこうとすることで、周囲からの痛烈なリアクションを避けてきました。私はそうして自分を守ってきたつもりでしたが、反対に自分を苦しめていたということにようやく気がつきました。

私のキャリアを少し振り返りましょう。私は幼い頃から大きな夢を持って､バレーボールに時間を費やしてきたわけではありませんでした。むしろバレーボールはそのうちやめるものだと思っていたので、後先考えず､その時々で目の前のことに必死になれたのだと思います。そこに、多くの方が手を差し延べてくださり、色々なきっかけが重なり、気づいたら長く大きな道を歩んでいました。誰かにきっかけをいただきながら進む自分の人生に、敷かれたレールの上を歩いているような劣等感を感じることもありました。しかし、自分で選んだことでなければここまで続けられなかったと思います。そして、バレーボール一筋のような自分の人生を決めつけることもなかったからこそ、いろいろな選択肢を持ちながら自分が望む道を歩んで来られたように思います。自己表現が得意ではない私には、コートの上が自分を表現する場であり、コートの上に自分を探し続けていたのかも知れません。

アスリートとして生きることは、決して楽ではありませんでした。試合の勝ち負けはもちろん、1つひとつのプレーにも失敗や成功が伴います。他者からの評価やライバルとの優劣など、多くの場面で白か黒かの結果がついてきます。さらには、“アスリートたるもの”といったアスリートの理想像を押し付けられ、白か黒かを迫られるようなことも少なくありません。私はトップアスリートはこうあるべきだというものにとらわれ、とくに日本代表としての活動では、色々なプレッシャーやストレスとの闘いがありました。責任を伴う立場であることは当然のことですが、多くの人の目につくこと、日の丸を背負うということは、喜びと同時にプレッシャーも強くありました。はじめこそ、世界を相手に戦う数少ない機会に胸を躍らせていましたが、そこで生き残ることに必死になっていくうちに、気がつくと“なんのためにバレーボールを続けているのか”“自分は何がしたいのか”と自分自身を見失い苦しんだ経験があります。この時も、周囲からの期待に応えることに必死で、自分の心の声を聞こうとしていませんでした。

やや唐突かもしれませんが、私は、本来スポーツはそれをする人に色とりどりな経験を与えるものだと思っています。勝っても悔しい時があれば、負けても手応えを感じる時がある。スポーツに限らず人生には、誰一人として同じ経験はないのだから、考え方や感じ方が違って当然です。目に見える結果としては白か黒かといった明確で厳しい世界が競技スポーツですが、そこに一生懸命に身を起き続けるからこそ、その人の内面の世界は色とりどりになるのだと思います。人それぞれに色があるからこそ、他者と自分とを比べてしまうのかも知れません。そして、時に自分の色が気になり、その色を好きになれずに苦しんだり、色を変えなくてはいけないのかと迷ったりもするのでしょう。そのような時には、急いで黒に塗り潰すことも、白だと決めつけることもせず、その両方を併せ持ったまま、つまりグレーを保ちながら、自分の心の声に耳を澄ましてみてはいかがでしょうか。その時には分からなくても、そうして自分自身と向き合い続けるうちに、自分の色が見つかるはずです。そして、改めて見つめ直した時には、実は色とりどりな道ができているのだと思います。

生きていく中で、悩み、立ち止まり、前に進めない、そんなグレーが続くことがあるかも知れません。しかしそれは、たくさんの感情や想いを併せ持っているその時の私の色なのだと思います。人と比べることや社会のものさしに照らし合わせることも決して悪いことではありません。そうする時にただただ悲観的になるのでなく、そうするからこそみえてくる自分の色に気がつけることが大切だと思うのです。自分の色をみつけ、受け入れることができた時に、はじめて誰かを認めることもできるはずです。そうして私はまだみぬ私を待ちながら、その時々で自分らしい色を奏でていきたいと思います。

執筆者　佐藤 美弥（さとう　みや）

秋田県秋田市出身。小学校４年生からバレーボールを始め、国内トップリーグに属する日立 Astemo リヴァーレで９年プレー。2021 年に引退し、現在は同チーム事務局スタッフとして働いている。

Kotonoha 25

一水四見

“一水四見”とは、見る立場や心の持ちようによって、同じものでも違うように見えるという仏教の教えの1つです。例えば、水は私たち人間にとって飲み水や日常生活に使うものですが､魚にとっては住処です。また、水は生き物にとって命の源でもありますが、津波や水害のように命を奪う存在にもなります。このように、同じ事象でも色んな見方ができ、どう捉えるかは自分次第だということを私に教えてくれた言葉が“一水四見”です。

この言葉を紹介してくれたのは、ヨガの恩師でした。そのきっかけとなるエピソードからお話ししたいと思います。私はアーティスティックスイミング（シンクロナイズドスイミング）の選手を引退した後に、シルクドゥソレイユの“O（オー）”とパフォーマー契約を結びました。シルクドゥソレイユはカナダのモントリオールに拠点を置き、独創的な世界観と、細部にまでこだわった芸術性の高さが魅力のエンターテイメント集団です。“O”は1998年にオープンして以来、シルクドゥソレイユのトップを走り続けている代表作で、ステージ上に突如水が現れるとても幻想的なショーです。長年の夢が叶い、憧れだった舞台に立てる幸せを噛み締める一方で、孤独感と得体のしれない感情に襲われ、戸惑いながらも自分と向き合う日々が続き、次第にバランスを崩して不眠症になってしまいました。睡眠不足で本番中にミスをしてしまい「もう私はステージに立つ資格がない」と感じていた時、信頼を寄せていたヨガの先生が頭に浮かび、無理をお願いしてヨガインストラクターの講習を受けさせていただきました。

そこで教わったのが、“一水四見”という言葉です。沢山のことを教わった中で、この言葉が特に心に響いたのは、今まで自分が苦しんできたことも「見方を変えたら何か違うものが見えるかもしれない」と希望を持てたからだと思います。無事講習を終え、呼吸法を学んだおかげで少しずつ眠れるようになりました。久しぶりにぐっすり眠れた時、本当に心地良くて大袈裟ですが、「ああ、生きてる」と実感したのを覚えています。また、選手時代は17歳から発症していた逆流性食道炎で、食事が苦痛だった時期が長かったのですが、今は美味しくご飯を楽しめるようになりました。その渦中は辛かったですし、そんな経験をしなくても幸せを感じられるならそれに越したことはありませんが、私には必要なステップだったのだと思います。睡眠と食事という毎日当たり前に行うことの幸せを、20代半ばで人一倍感じられるようになれたのは本当に有難いことですし、あの経験のおかげで、“一水四見”という見方をできるようになったのは私にとって大きな変化でした。

“一水四見”は、私が人生で一番傷つく言葉を言われた時にも活かされました。傷つく言葉と聞いて、あなたはどんな言葉が頭に浮かびますか？

私は「そうだよね、あなたは日本に居場所ないもんね」と言われたことがあります。「家・学校・職場に居場所がない」という言葉はよく聞きますが、私の場合、日本という国にあなたの居場所はない、と言われてしまった訳です。もはや国外追放宣言、大事件です（笑）。今となっては笑い話ですが、当時の私にとっては、よく研いだナイフで急所を一突きされたような感覚でした。「人から必要とされたい」「愛されたい」という欲求が強く、その一方で「私は何も役に立てていないのではないか」「役に立たないと人から愛されないのではないか」という不安が常にあった当時の私。あの言葉がグサッと深く突き刺さってしまったのは、自分の弱点、急所だったからでしょう。

しかし、“一水四見”という言葉を知ってから「なぜそこまで心が反応したんだろう」と考えるようになりました。その結果、自分の弱点であったこと、心から愛されたいと願っていたこと、役に立たないと愛されないと勘違いしていたこと、そう思うようになってしまった過去の出来事とも丁寧に向き合うことができました。「そういうことだったのか」と腑に落ちた瞬間、長年流れ続けていた出血も止まり、傷は癒え、癒えた傷は私を少しだけ強くしてくれました。そして、一番傷ついた言葉は、大事なことを私に気づかせてくれた言葉に変わりました。

この一連のことを知人に話した時、「あなたは日本に留まっている器じゃないし、それ褒め言葉でしょ」と言われ、目から鱗でした。そんな捉え方もできたのか！　まさに"一水四見"。私のような弱点を抱えていない人が聞いたら、反対にあの言葉は世界の舞台へ背中を押す励ましの言葉になっていたかもしれないのです。

他にも"一水四見"が生かされたエピソードがあります。私がプロパフォーマーを目指すか決断できずにいた時、違う競技のプロ選手にプロとアマチュアの違いについて尋ねたところ「プロは結果がすべてだ」と言われました。当時の私には理解し切れなかったのですが、実際にプロの世界に入った時、プロとして結果を求める・求められることは当然で、そこに全力でエネルギーを注ぐのがプロなんだと実感しました。それはきっとショーやスポーツの世界だけでなく、どんな職業でも共通のことだと思います。

そんな中、シルクドゥソレイユに入ってから、エアリアルフープという空中の種目のバックアップ（正メンバーが何らかの理由で出演できない時のための控え）になることを目標に練習を始めました。懸垂さえできず、まったくゼロの状態から身体づくりを始め、手のマメを何度も潰しながら練習し、2年間かけてやっと「ステージに立てるレベルまできた！」と認められた矢先、女性パートをショーからなくすことになったとコーチから言われました。バックアップになれなかったという結果がすべてだと思い込み、しばらくの間は意気消沈していたのですが、ポジションを与えられることはなかったけれど、技術やスキルは身につき、確実に自分の力になったという結果があることにも後に気がつきました。もちろんプロが求められるのは社会的な結果ですが、それを追求した結果、副産物として、大事なことに気がつくこともあります。私にとって、“一水四見”が自分の言葉となっていたからこそ気づくことができたと思います。

今思えば、その時その瞬間を懸命に生きてきました。身体に不調が出たことも、心ない言葉に傷ついたことも、社会的評価を切望していたことも、今ではすべてが愛おしいと思えるようになりました。物事は表裏一体で、起きた出来事自体はポジティブでもネガティブでもなく、ただそれだけ。感情に身を任せてみるのも悪くはありませんが、一度立ち止まって、起きた出来事を何の色も感情も付けずに、「ただ傍観してみるのもいいな」と私は思っています。言葉で言うほど簡単なことではありませんが、一度自分と切り離して、客観的にその出来事を見ることで、まったく違うものが見えてくるのはとても面白い学びになります。“一水四見”という言葉を知り、物事の色んな見方ができるようになったことで、「どんなことがあっても、何とかなるし何とかする！」と思えるようになりました。自分との信頼関係を築けたのは大きな収穫です。外側（社会）からの刺激や評価にだけ振り回されるのではなく、主体的に、自分の人生を生きるきっかけをくれた言葉。色々あったしこれからもきっとあるけれど、辛かった出来事やそれを私に与えた人にも、感謝できる自分になれたことがとても嬉しいです。

執筆者　杉山 美紗（すぎやま　みさ）

アーティスティックスイマー。日本代表として世界選手権などに出場。引退後，シルクドゥソレイユ“O”に７年間出演。“水と共に、水のように生きる”をテーマに表現者として活動中。instagram；@misasugiyama33

Kotonoha
26

悪と創造

私がこの言葉に出会ったのは大学３年生の時でした。「“悪”と“創造”」この言葉をはじめて目にした時、この２つの単語に一体何の関係性があるのか、私は不思議でたまりませんでした。この言葉は河合隼雄氏の著書の「子どもと悪」の冒頭に記載されている言葉です。私はこの本で初めて河合隼雄氏という人物を知り、この河合氏との出会いが私の生き方・考え方に大きな影響を与えてくれました。

“悪”と聞いたとき、皆さんはどのようなことを想像しますか？　死、争い、病気、犯罪など色々なワードが連想されると思います。当時大学生で何も知らない私にとっては悪など必要のないもの、という考え方しかなく、ましてや子どもにとって悪と呼ばれるようなことは一切触れさせてはいけない、除外しなければならないものだと考えていました。しかし、河合氏は「悪の排除をすればよいと単純に考える誤りを犯している人が多すぎる」と述べています。私はこの本を読み進める中で、自分が今まで否定的に捉えていたもののなかにも、何か意味があるのだろうか？…、と考えるようになりました。はじめは悪と創造の関係性が理解できない私でしたが、河合氏の考え方に触れる度に少しずつ物事の見方や捉え方が変化していったことを覚えています。

私は小学校１年生から大学４年生まで約16年間バドミントン競技を続けていました。幼い頃はラケットにシャトルが当たる感覚が大好きで、「楽しい！もっと上手になりたい！」と夢中になってラケットを握っていました。しかし、小学２年生ではじめて全国大会に出場してからは、全国で勝ちたい、成績を残したいという一心で練習に取り組むようになりました。必死に競技に取り組み始めてからは、試合に勝てないもどかしさや周囲からのプレッシャーなど苦しい時間も増えていきました。と

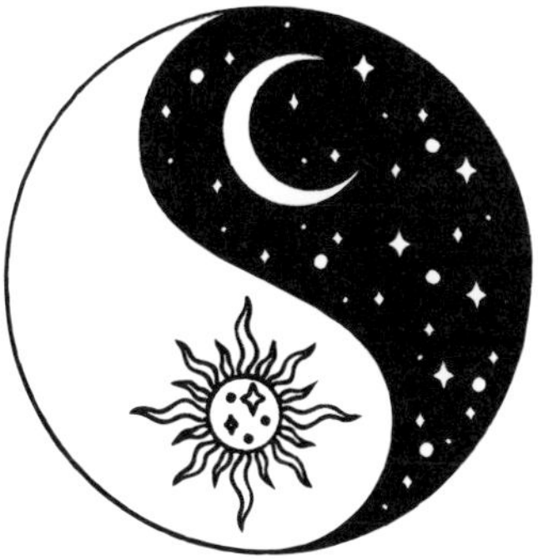

くに大学時代は、競技性が高まることから高度な技術を求められること、あるいは競技スポーツ特有の人間関係の中に身を置くことから、相当なストレスを抱えることになりました。それは時にケガに繋がったり、もっと酷いこととしては神経症的な状態に陥ったりすることもありました。次第に、私は何のために競技をしているのだろう、スポーツをする意味とは何なのだろうと、自分自身の存在にかかわるような問いを抱くようになりました。そのような時に私は卒業論文作成にあたり、自身の過去を振り返り、自分自身が体験したことに心理的な意味づけを行う取り組みをしました。その際、河合氏の書かれた論稿に多く目を通しました。「死と再生」「グレイトマザー」「二律背反」「全体性」「個性化」などユング心理学にかかわるさまざまな概念を知り、その概念が自身の競技生活と共通する部分があることに気がつきました。ケガや神経症に襲われ練習ができなくなった時、今まで得意だったプレーが失われ、強い挫折感や無力感を味わいました。しかし、それは今までのプレーを変化させ、新しいものを作り上げていくために必要な段階であり、このような挫折を味わうからこそ、また生まれ変わり新しいプレーを獲得できるのだと感じました。人は苦しみや困難があるからこそ、内的世界に深みがでて、自己について考えたり、人生の意味について問うたりして、成長していくことができることを競技を通じて実感することができました。“悪があるからこそ人は創造する”この河合氏の考え方に共感し、この言葉が

私の心の中にすっと落ちていきました。

大学を卒業後は、教職に就き、私はそこである中学生の女子生徒に出会いました。彼女との出会いがこの言葉の意味をより一層、私の実感として深めることとなります。A子はいわゆる機能不全家族の中で育った少女で、両親は離婚し、一緒に暮らす母親は心身ともに優れないため、家の中の環境は決して良いものとは言えませんでした。A子には愛着障害を疑うような様子があり、嘘をつく、人の物を盗む、高い場所から飛び降りようとするなど、大人を試し、気を引く行動が多くありました。攻撃性も強く、人を殴ったり蹴ったりすることも日常的にあり、A子のさまざまな行動に私は日々悩まされていました。まさに「子どもと悪」の本の中に描かれていた「“悪”のようなことで自己表現する子どもではないか！」と思いました。多くの教員がA子を特異な子として扱い、かかわることを避け、学校から排除しようとしていきました。私もA子を理解してあげたいと思う反面、目の前で起こるさまざまなアクティングアウトに疲弊し、私自身の気持ちも消耗していきました。色々なかかわりを試してみるものの、やってもやってもうまくいかず、苦しさとやりきれなさを感じ、同時にA子を見放そうとする他の教員との板挟みでどうしようもない日々が続いていました。そのような時、私を奮い立たせてくれる印象的な出来事が起こります。その日もA子は気持ちが不安定になり、自分の頭を壁に叩きつける自傷行為を始めました。どんな言葉がけをしても彼女は聞く耳を持たず、暴れ出す一方だったので、私は半分諦めながら落ち着くまでA子のそばで見守っていました。寄り添いながら話しかけていると少しずつ落ち着き始め、私にこんなことを言ってきました。「畠山先生って魔法使いだよね。先生といると頭の中に出てくるブラックなものが消えて行くんだもん。だれにもわからない私の気持ちが分かるんだもん。ほんとすごい！」とA子は言いました。私はこの言葉を聞いた時、身の引き締まる思いがしました。常日頃「A子はいないほうがいい、死んだほうがみんな幸せになるんだ」と言うA子に対し、「大丈夫、私はあなたの味方だよ」と伝え続けていたものの、日々のＡ子の行動や言動は変わらず、この子の心には何も響かないのではないかと正直諦めそうになる瞬間が多々ありました。しかし、それでも日々の会話やかかわりを辛抱強く丁寧に続けたことで、Ａ子は少しずつ基本的信頼感や安心感を獲得していったのだと思います。多くの問題行動の裏側には、「先生、私の苦しさに気づいて？助けて？」と、私たちに訴えていることに改めて気づかされ、この子の可能性を信じ続けてあげなければ、と強く感じた瞬間でした。

悪と創造の解説にも「大人側が本当の意味で主体的になることこそが、子どもの「悪」を破滅に向かわせない壁になる。…略…正解が分からないなかで、大人が想像力に裏打ちされた創造性をもって踏ん張っていくことでしか、子どもの「悪」を「創造」へと変換していくことはできないのだ」と述べられています。私がこの言葉、考え方に出会っていなければ、Ａ子の可能性を信じ、正面からぶつかっていくことはできなかったと思います。悪は大変な破壊性をもっていることは事実ですが、その裏にある背景や意味を想像しながら、その現象の全体を深く考えることで物事の本質を捉えていけると思います。河合氏から学んだことを私の実感として納めることが、Ａ子を通じてできたのだと言えます。教員として、目の前に起こる出来事だけでなく、子ども達の背景にあるものを想像し、宇宙のように広がっている子どもの可能性を信じられる教員でありたいと思います。悪をポジティブに変容させられるような影響力のある教員を目指し、この言葉を支えにしながら明日からも毎日目の前の子ども達に向き合っていきたいです。

執筆者　畠山 静花（はたけやま　しずか）

特別支援学校教員。大学のゼミで編者の武田大輔先生に出会い、物事を深く考える面白さを知る。人と会話できず、プリントを番号順に並べられなかった大学生の頃と比べ、少しは成長したが、現在も日々人生模索中。

Kotonoha 27

苦悩の中をゆく

夜がながかった。

朝、日を覚ましてボーッとしていると、夜がきた。大学３年夏から卒業までの１年半の間、そんな日々の中を生きてきました。

この頃、小学３年から続けてきた野球を辞めて新生活が始まりました。

高校、大学と寮生活をしていたので周りには常に仲間がいました。一緒に学校へ行き、練習をし、ご飯を食べ、同じ屋根の下で時を過ごした仲間。はじめての独り暮らしをするアパートの部屋に置いてあるのは、引っ越しの段ボールだけで、そこにはもう仲間はいませんでした。

僕は一人の時間が好きです。寮にいても自分の部屋に籠っているか、ウエイトトレーニング場で筋肉を酷使しているかのどちらかでした。ただ僕にとって、それは隣の部屋の扉を叩くだけでいつでも仲間がいるという条件つきでの一人の時間だったということに、ひとり暮らしを始めて気づいたのでした。期待に胸が膨らむような新しい生活からは遠くはなれた新生活が始まったのです。

新生活における最初の関門は自炊でした。お腹が減っても、食堂のお姉さま方が作ってくれる温かいご飯はなく、そこには空っぽの冷蔵庫だけが鎮座しているのです。困ったものです。はじめのうちはスーパーの惣菜や駅前のチェーン店で食事を済ませていたのですが、身体に良くないしお金はすぐになくなっていく。かといって作るのは面倒くさい。それでもお腹の虫は鳴き続ける。何しろ、食べなければ生きてはいけない。そこでまず思いついたのがキッチンを使わずに食事をする方法、炊飯器で米を炊くということでした。適量の水分を含むお米が炊飯器から湯気を立てた時といったら、「おれは自立した」とさえ思ったほどです。ふりかけご飯と卵かけご飯が交互に献立を占める日が数日続いた後、まだ一度も使われていない寂しげなキッチンコンロを眺めて思いました。「あいつは燃えていない、炎が足りない」。実際に足りなかったのはおかずだったのですが…、そこで僕はなんだか身体に良さそう、という単純な理由から野菜を食べようと思い立ちます。友人に習った要領でテキトーに切ったじゃがいも、玉ネギ、人参、お肉を鍋の中に放りこんで水を注いで沸騰した後、魔法のブラウンストーンを投石するという錬金術を試してみると、カレーができました。はじめてにしては悪くない味だ。しかもこれなら米さえ炊けば2、3日は持つぞ、という風に味をシメた僕は毎日のようにカレーを食べました。日々の食事の献立をカレーが占めたというわけです。毎日カレーを食べてのらくらとしていてるのも悪くなかったのですが、そこに達成感はありません。で、アルバイトを始めました。大学に入ってからは野球部の規則もありアルバイトはしていませんでした。先輩に相談したところ、イベント業のアルバイトを紹介されて始めました。そして、ある現場で僕は幸運なことに素晴らしい体験をしました。

映画『パルプ・フィクション』にて、恐ろしく破壊的でとびきりビューティフルな女性ミアを演じるユマ・サーマンをアテンドすることになったのです。実際のところ、レッドカーペットの階段前に立つ僕はユマに「足元お気をつけください」と言っただけなのですが。その時でした。階段を上がる彼女は僕の目を見つめ、「Thank you.」と言いました。あまりに緊張していたうえ、さらに彼女にみつめられて感謝の言葉まで受けた僕の頭の上ではヒヨコがピヨピヨ鳴き、階段の一段目を踏み外しました。多分ユマにもみられていましたが、彼女は笑顔のまま優雅に階段を上って行き、その煌々としたオーラを後に残してみえなくなりました。世界的ムービースターと怠惰な無名の大学生の間には、途方もなく長い階段があったのでした。それでも、とにかく素敵な1日でした。

そういった素敵な日がありつつも、すべての物事がそうであるようにアルバイトにかんしても良い日ばかりではありませんでした。何かにつけて理不尽なお説教を僕に施される人の存在に加え、僕の持ち前の怠惰さを発揮することでアルバイトへ向かう足は次第に遠のいて行きました。

親からの仕送りで家賃には困らないためアルバイトをせずとも暮らせていけた僕は、中古レコード屋と古本屋へ通い、家で大量に映画を観るという、夢のような日々を過ごすようになります。特に映画は毎日のように観ていました。ユマ・サーマンを知ったのは前述の映画『パルプ・フィクション』がきっかけです。自分映画史上ベスト３に入るこの作品の監督は、クエンティン・タランティーノです。映画をとにかく貪るように観ていた僕にとって彼はヒーローでした。

それから音楽。親友に勧められて買った安価なレコードプレーヤーでは主にロックミュージックを聴きまくりました。中でもカート・コバーンにはとてつもない衝撃を受けました。

映画を観て、音楽を聴く。それはものすごく楽しいことでした。けれど、ただ楽しくて聞いていたわけではありません。映画を観ること、音楽を聴くこと、それはカタチのないものに怯える夜にみえない何かからの精神的逃避でもありました。

夜の３時。それは、いつも決まって同じ時刻に現れた。部屋のベッドからみて右側の壁に掛かった洋服は幻覚に変わったのです。緑色のボディに黄色のプリントが施されたチャンピオンのパーカー。その黄色くプリントされた「MICHIGAN UNIVERSITY」という文字は、ある夜にはヒトの顔になり、ある夜には虎の顔になり、ある夜には幾何学的な模様になりました。それらはおそらく何かの象徴として現れたのでしょうが、僕には分かりませんでした。分かっていたのは自分が今、危うい状態にあるということだけです。

そして眠れない夜が過ぎ、朝がくるのでした。夜の眠りは浅く、迎えた気怠い朝。コーヒーを淹れる。ペーパーから滴る茶色の滴を眺める。まるで幼な子のような好奇心で。目の前に置かれた空き缶のような１日。どこまでも自由なことは、限りなく不自由なことでした。何かをしなければいけない。でも、やることもやらなければいけないことも分からない。お金はないけど暇はある。卒業の日はジリジリと近づいてくる。

僕と文学との出会いはそんな日々の中でした。親友から「ビートルズとか出てくるし、絶対好きだと思うぜ！」と勧められたのは村上春樹という作家でした。僕が手に取ったのは、『風の歌を聴け』というタイトルの本です。特に何も起きないこの小説では、ありふれた日常の中に在りながら、人それぞれが不幸に耐えつつ、それでも生きていく。僕はこの小説を読んで救われたわけではなく、困難な状況にある今の自分がいつか救われるのだと信じること、その尊さを感得させられたのでした。小説内ではニーチェのこんな言葉が引用されています。

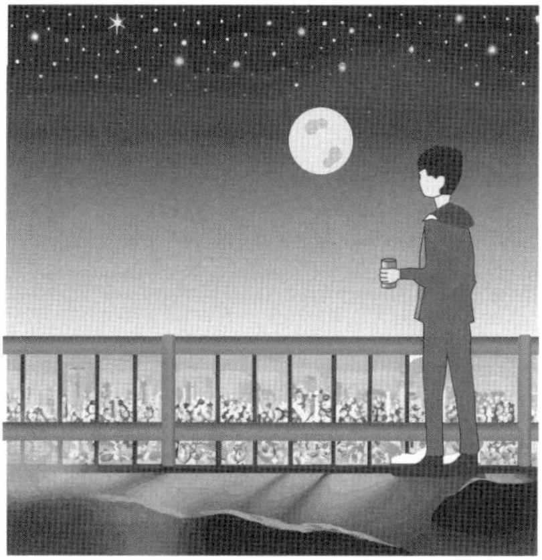

「昼の光に、夜の闇の深さがわかるものか」

光が恐かった。締め切ったカーテンで光を遮り、1日中誰とも話をせず、他者との交流を断ち家に籠る自分に昼の光は当たりませんでした。何度も諦めました。諦めながら空を見上げると、月が輝いていました。夜空を照らす月。ニーチェのこの言葉は、闇が深いほど、光は輝くのだと教えてくれたような気がします。

今もまだ、夜は明けません。明けない夜はないと人は言うけれど、僕は明けない夜の中でみつけた昼より明るい光を離さずに暗闇の中を歩いていきたいです。

夜道を歩きながら小石を蹴飛ばすと、落ちていた空き缶に入った。

大丈夫。

執筆者　杉山 賢佑（すぎやま　けんすけ）

1997年生まれ。静岡県出身。東海大学生涯スポーツ学科卒。モデル。ヨーロッパと東京を行き来しながら活動中。小説家志望。優しさだけを信じ、今日もどこかを歩いている。

Kotonoha 28

おかしいのは社会だから、声をあげていいんだよ

私は、出生時は女性の性別を割り当てられ、現在「男性」として生活をしているトランスジェンダー男性です。現在、私が自らトランスジェンダーだと申し出なければ、私をトランスジェンダーだと認識する人はおらず、おそらくトランスジェンダーではない「普通」の男性として認識されながら「普通」に暮らしています。私にとってこうして不特定多数の人が知る場で、自分の性のあり方をオープンにするのははじめての経験であり、正直に言うと不安が大きいです。最近ではLGBTQや性的マイノリティなど、多様な性のあり方について少しずつ公の場で触れられるようになってきましたが、認知は進んでも理解はまちまちであり、差別的な言動を見聞きすることも多いです。なので、これを読む皆様には、私の名前と性のあり方を誰かに伝えたり、SNS等に書き込むといった行為はしないようお願い申し上げます。こうしたリスクを負ってでも、私が皆さんに伝えたい言葉について、お話しします。

私は現在、LGBTQ当事者に対する相談サポートや居場所づくりをしながら、LGBTQを含む多様な性に関する啓発活動を行っています。また、教育や若者支援に関心があり、現在は教育心理学という分野で多様な性に関する研究を行う研究者でもあります。LGBTQ当事者でありながら、サポートや研究を行う活動をする私の原点にあるのは、「過去の自分を救いたかった」という極めてシンプルなものです。1989年東北生まれの私が中学・高校生の頃は、ジェンダー・アイデンティティ（性自認/性同一性）や性的指向（どの性別に対し魅力を感じる/感じないか）、性表現、出生時に割り当てられた性別、からだの性の特徴などの性の構成要素について、教育現場でもメディアでも学ぶ機会はありませんでした。むしろ、社会がなんとなく同意する「男/女らしくない」人への批

判を見聞きする中で育ち、漠然と「女らしくできない自分」は努力不足であり、社会に適合できない自分に嫌悪しながら成長しました。説明できない自分のなかの「もやもや」の原因がみつかったのは、一人暮らしの大学生の頃、テレビで当時「性同一性障害」の当事者が出てくるドラマを観た時です。これまで説明できなかった「身体の性と性自認の不一致」という概念を知り、「“普通”でありたい自分」と「トランスジェンダーであることを受け入れたい自分」の間で、1年間大いに揺れ、葛藤しました。10代の頃から漠然と将来生きている自分が思い描けず、「20歳になるまでに死のう」と考えていたのですが、最終的には死にたかった20歳を超えて生きてしまっていることに、はたと気づき、ようやくトランスジェンダーであることを受け入れて生きる決心をしました。その後は、性別にかかわらず仲良くしてくれる友人や、理解のある家族に受け入れられ、なんとか今まで生き延びることができています。

そんな私が、LGBTQを含むジェンダーやセクシュアリティに悩む学生をサポートする職に就いたのは、2017年のことです。ちょうどLGBTQにかかわらず多様な人からプライベートで相談を受けることに責任を感じ始め、しっかりと心理的支援を学ぶために大学院進学を決めた時に知った、進学先で設置される新部署の非常勤のお話でした。プレッシャーはありつつも、まさに自分がしたかったことを仕事にできるまたとない機会だったので、着任した私は開始時から学生の多様な相談に対し、自身がLGBTQ当事者であることを伝えながら、大学職員としてできることをしてきました。そうした中、同大学の学生でもある私は、トランスジェンダーとしてここでも壁にぶつかります。私は大学院の同期から、トランスジェンダーではない「普通」の男子学生として認識されていましたが、大学の学籍には「女」と登録されました。なぜなら、所属する大学は、学籍に登録される性別は戸籍上の性別と一致している状態しか認めておらず、その性別を変えるには戸籍上の性別変更が必須だからです。この制度により、私は多くのトラブルに巻き込まれました。例えば、健康診断での男女分けでどうしたらいいか悩んだこと、履修科目によらず教員に性別情報を知られる不安と苦痛、合宿で「間違った」性別の部屋に振り分けられていたことへの絶望など、多岐に渡りました。そんな折、生きづらさによって長年飼いならされてきた私は、大学に困りごとを伝えても一向に制度を変えてくれないので、「まあ仕方ないか」と思うようになりました。大学も多くの学生を抱えて大変だろうし、自分がマイノリティだからといって「わがまま」を言っても仕方ない。共に暮らしていくためには、自分も我慢をしていかなきゃいけないんだ——と。そんなことをふと、同じ場所で相談員をしている臨床心理士の友人に話した時、その人は毅然とした態度で「おかしいのは社会だから、声をあげていいんだよ」と言いました。その時、私はあまりにも衝撃を受けて、言葉に詰まってしまいました。それは、自分の生きづらさは、マイノリティに生まれてきてしまった自分のせいだと思い込んできた自分を、覆す言葉だったからです。

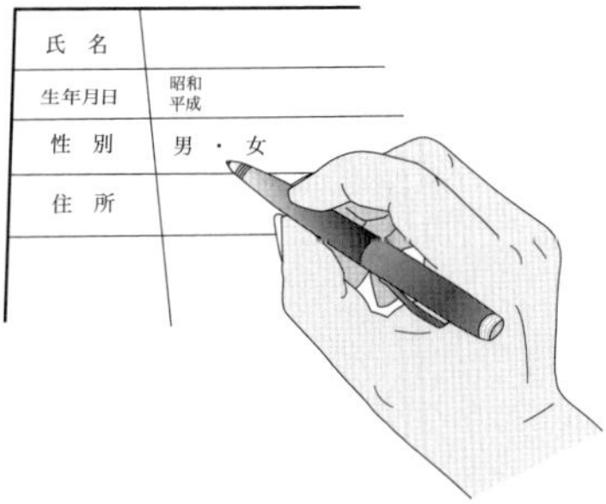

私はこれまで、うまくやってきたつもりでした。それは、私が「いい人」で「マジョリティに譲歩できる理解のあるマイノリティ」でいれば、周囲の人は私を否定したり拒絶せずに受け入れてくれたからです。むしろ、自分で積極的にそのようにすることでしか、自分を受け入れてもらえないのだと思い込んでいました。自分の「わがまま」を一方的に押し付けることで「権利」を獲得するような“ノイジー・マイノリティ（うるさい少数派集団）”になりたくないという考えこそ、まさにマジョリティが作り上げた社会の歪みに対する責任から逃れるために作り出した考えで、私自身がそれに毒されていることを、ようやく身をもって実感することができました。私は知らず知らずのうちにマジョリティに譲歩し、媚びることを生存戦略として無意識的に行ってきたことで、いつの間にか自分の社会に対する怒りを鈍化させ、声を奪い、じわじわと蝕ん

でいたことに気づかされました。

この言葉によってはじめて、私は自分の感じる「もやもや」を自分のせいだと思わなくていいことや、その悲しみや苦しさを否定せず、正当な怒りとして肯定していいこと、そのために声をあげていいことを誰かに認めてもらえたことで、エンパワーされるということがどういうことかを体感することができました。今でもこの言葉は、自分の困りごとや声をあげていいか悩んでいる人、あるいはその声を奪われている人に対し、私が使う大切な言葉です。また、声なき声の根本にある組織や社会の課題を認識してもらうためにも、たとえ閉じられた相談の場であっても、私が個人として知り得た相談者を取り巻く社会課題について勉強し、組織や社会を変えるための活動に参加したり、周囲の人との何気ない会話の中で話題にするなどの行動をできる範囲で起こすようにしています。それは、私に心の内を話してくれた人たちと共にあるために、私にできる社会を変えるためのアクションだからです。自分もトランスジェンダーというマイノリティ属性を持つことで悩み、苦しんでいるからこそ、誰かの生きづらいという声に耳を傾けるだけでなく、悩みを抱える人がその声を誰かに伝えたいと思えるような社会にできるよう、今後もこうした活動を続けていきます。

執筆者　渡邉　歩（わたなべ　あゆむ）

1989 年生まれ。東北出身。NPO 法人共生社会をつくる性的マイノリティ支援全国ネットワーク副代表理事。公認心理師。LGBTQ を含む多様なジェンダー・セクシュアリティに関する相談支援や研究、啓発活動を行う。

Kotonoha 29

みんな自分がかわいいんであります

私が本格的に選挙取材をするようになってから四半世紀が経ちました。この間、アメリカ大統領選挙、ロシア大統領選挙、台湾総統選挙といった海外の選挙から、日本の国政選挙、知事選挙、市長選挙、村議会議員補欠選挙まで、大小さまざまな選挙を取材してきました。私はフリーランスのライターとして、選挙の現場で見聞きしてきたことを雑誌記事や書籍にまとめることを生業としています。

そんな私が心がけていることがあります。それは「立候補しているすべての候補者に敬意を払い、直接自分の目で見て確かめる」ことです。

私が特に力を入れてきたのは、たった一人でも選挙を闘う無名の候補者たちへの取材です。多くの人は、政党や組織の支援を受けない彼・彼女たちのことを「泡沫候補」などと呼んで揶揄します。新聞やテレビなどのマスメディアが彼・彼女たちの存在自体を「黙殺」することも珍しくありません。しかし、私は敬意を込めて彼・彼女たちを「無頼系独立候補」と呼び、すべての候補者を公平かつ丁寧に取材することを心がけています。

私が候補者全員に対する取材にこだわるのは、多様な人々の存在が社会を豊かにすると信じているからです。そして、自分自身の自由な生き方も認めてほしいと強く願っているからです。無名の誰かを大切にできない社会は、無名の自分も大切にされない社会です。私はそのことを多くの人に気づいてほしいと思っています。

世の中に「無駄な立候補」など1つもありません。その証拠に、私は落選した候補者の政策が、当選した別の政治家によって実現された例をたくさんみてきました。私が全候補に取材した上で文章を書き続けるのは、他人の生き方を簡単に冷笑する世間の風潮に抗うためだと言っても過言ではありません。

私がそのことを強烈に意識するようになったのは、2000年6月。衆議院議員総選挙（埼玉13区）に立候補した山口節生さんを取材したことがきっかけでした。選挙戦が最終盤を迎えていた金曜日の夕方。待ち合わせ場所の春日部駅に着くと、背広姿の山口さんがタスキを掛けてロータリーに立っていました。

「いたいた。早く、早く。こっち、こっち」

山口さんはロータリーに停めたセダンのドアを開けると「乗って、乗って」と私に勧めました。10年落ちのトヨタ・クラウンの屋根には「山口せつお」と大書された選挙用の看板が設置されていました。

山口さんが初めて選挙に出たのは1991年の佐賀県上峰町長選挙です。そこから佐賀県内の首長選挙や国政選挙に立候補を続け、1995年からは東京と埼玉に地盤を移して選挙に出続けていました。この2000年の衆議院議員総選挙は山口さんにとって14回目の選挙でしたが、山口さんはそれまで一度も選挙で当選したことがありませんでした。

選挙に立候補するためには高額な供託金を納める必要があります。選挙で一定の票を得られなければ、供託金は全額没収されます。山口さんがこの時までに選挙で没収された供託金の総額は2500万円を超えていました。私は「不屈の男」がいつも明るく楽しく選挙に出続けられる理由を知りたいと思い、春日部まで取材に行ったのです。

私は人通りの多い駅前で山口さんが演説するものだと思っていました。しかし、山口さんは駅前で演説するのではなく、この日は住宅街で演説すると教えてくれました。

「一緒についてきてオレの辻説法を見てくれ」

山口さんは選挙カーに乗り込むと、細かく右左折を繰り返しながら、どんどん街の中心部から離れていきました。駅前から10分ほど車を走らせた後、山口さんの選挙カーは地元の人しかいないような閑静な住宅街の真ん中で停まりました。

「ここでやるから」

「えっ、ここで？」

あたりを見回したところ、外には誰もいません。とても静かな住宅街です。そんな状況でマイクのスイッチを入れた山口さんは、大音量で私に話しかけてきました。

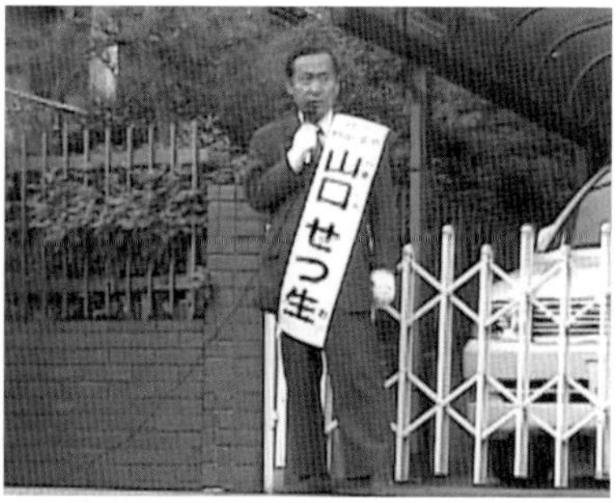

「今までは60Wのスピーカーだったけど、今回は500Wにパワーアップした！　遠くまで、一人でも多くの人に聞こえるんだ！」

閑静な住宅街に山口さんの声が響きます。私が「十分聞こえているでしょうから、もう少しボリュームを下げたほうが…」と提案すると、山口さんは笑顔でボリュームをさらに上げて自己紹介を始めました。すると、すぐに近所の家から怒号が飛んできました。

「バカヤロ〜！　うるせ〜！」。ガラガラガラと雨戸を激しく閉める音がしました。それでも山口さんはひるまずに選挙の大切さを説きました。

「みなさんも選挙に立候補してほしい！そうすれば私の気持ちがわかるはずだ。そこにいる畠山くん！キミも選挙に出てくれ！」

あまりにも突然の提案に絶句しました。私は取材者です。他人の選挙をみるのは大好きでも、自分が立候補することは一度も考えたことがありません。私が首をブンブン横に振って出馬要請を固辞すると、山口さんはさらに大きな声で私を一喝しました。

「私は今、ここにいる畠山に立候補するように頼んだが断られた！政治に関心があるのなら、なぜ、立候補しないのか！多くの人が被選挙権を持っているのに、なぜ自分で立候補して有権者の信を問わないのか！」

そして次の瞬間、その後の私の取材姿勢を決定づける一言が放たれました。

「みんな自分がかわいいんであります！だから立候補できないんであります！」

私は雷に打たれたような気持ちになりました。私自身はいつも安全地帯に身を置き、決して批判されない立場から選挙をみてきたのではないか、人生をかけた候補者たちの訴えを、斜に構えてみていたのではないか…。捨て身で立候補し続ける山口さんの叫びは、私の「甘さ」を浮かび上がらせ、真正面から批判するものでした。

選挙に立候補しない人は落選することがありません。勝負の舞台にも立てていません。一方で、山口さんはリスクを背負って堂々と勝負し続けています。住民からうるさいと怒鳴られても、落選して、供託金を全額没収されても、民主主義のルールに則って何度も明るく挑戦し続けています。

そんな山口さんはとてつもなく強い。とてもかなわない。私は損得抜きで選挙に出続ける山口さんを尊いと思いました。そして、山口さんのようにリスクを負って立候補してくれる人がいるから選挙が成立しているのだと、改めて教えられました。

私には選挙に出る勇気がありません。そんな私にできる一生の仕事はなんだろうか。山口さんの問いをきっかけに考え抜いた結論は、「選挙に出る人たちの姿をしっかり世の中に伝えていくこと」でした。私はこの時になってはじめて、すべての候補者に心からの敬意を抱けるようになったのだと思います。

今の私は決して「自分がかわいいから選挙に立候補しない」わけではありません。それよりも強く、「すべての候補者を愛おしく思っているからこそ自分は立候補しない」という選択をしています。世の中から無視されがちな候補者の奮闘を伝えるためには、私が採算を度外視してでも取材現場に身を置かなければならないからです。それができているからこそ、今の私はすべての候補者と対等な立場で向き合えるのです。

私はこれからも自分にしかできないやり方で、世の中の人たちに候補者の魅力を伝えていくつもりです。山口さんの一喝は、私を大きく育ててくれた大切な言葉です。

執筆者　畠山 理仁（はたけやま　みちよし）

フリーランスライター。1973年、愛知県生まれ。早稲田大学在学中の1993年より、雑誌を中心に取材・執筆活動を開始。『黙殺　報じられない“無頼系独立候補”たちの戦い』で第15回開高健ノンフィクション賞受賞。

Kotonoha
30

電気は暮らしと仕事の命

今は「あの言葉」を聞いてより、12 年の時が過ぎ、82 歳の老人となりました。

学業を終え特段の考えもなく、オリンピック景気の最中、漠然と社会インフラ機器やプラント設備などを扱う企業へ就職。戦後復興の高度経済成長とともに歩んだと言うより踊らされ、そこそこに動き廻っていたものです。いつしか心地よい同質集団での勤めが 43 年となり、平々凡々、坦々とした暮らしとなっていました。

その後は緩い働きながらいくつかの企業や大学、そして NPO 活動などで時を過ごしていました。そして古希目前のその時に、日本史上に残る巨大地震、それに伴い遡上高 40m もの巨大な津波と原発事故による東日本大震災を迎えたのです。

2011 年 3 月 11 日は、企業人の会で石垣島に居ました。ニュースを聞くなり一斉に家族、会社へとあたふたと携帯電話を掛けるも繋がるはずもなく、帰京便も飛ばず、漸く夜となって家族や家の無事を確かめました。夜遅くまでテレビで、被災地の見るも悲惨、無残、残酷な荒れ狂う泥混じりの黒い津波の濁流に飲み込まれゆく人と車、建屋丸ごと押し流す凶暴な破壊力に圧倒され、呆然とするのみでした。

3 月末に関係する A 社が救援活動を始め、私も寝袋と着替え食糧などを担ぎ車に乗り込みました。走り始めると直ぐに道路の亀裂や、傾き、崩れ落ちた家屋が見え始め、石巻港の巨大な製紙工場へと近づくにつれ、多くの倒壊家屋や泥まみれの流出家屋、続いて建屋の土台だけとなった平地が広がっていました。その一角に 20 ほどの細い板が立ち並ぶのが眼に入り、「あっこれは葬儀などの事態ではなく、ご遺体仮置きの目印ではないか」と。泥沼化し、ありふれた暮らしの残骸だらけのなか、自衛隊や消防、警察の多くの方々が、あちらこちらで岸壁や川で泥や散乱ゴミ、草むらへ長い棒を差し込む様子も見受けられたのです。

のろのろと午後3時頃着いた高台の旧女川病院は、18mを超える津波で一階は無残にも躯体のみ、何とか二階で治療などにあたっているようでした。夕闇のなか活動拠点となる志津川流域の南三陸は、家屋も商店街も見えず一面寒々とした平地で、目にするのは鉄骨だけの町の3階庁舎と廃墟の病院と瓦礫のみ。人影も灯りもない伊里前湾地区に入り、海岸から300mほど上がり、100人ほどが横になれる巨大テントへとやっと着き、長い一日が終わりました。

翌日から、雨戸も障子も家具をも津波がさらい突き抜いた家の片付け、倒壊家屋や家具の残骸を車に積み込み、湾をまたぐ巨大な落橋の瓦礫を横目に伊里前小学校の校庭で散乱するゴミ、釘、塩ビ屑、ガラス片などを一列となり拾っていました。また浜辺から屹立した小山に漁師達が建てた神社は、ぎりぎり20mの津波の難を逃れ、その周りの散乱ごみの片付けなどをし、夜は発電機の薄暗い灯りのなか大鍋の汁を啜り、寒の戻りの夜、早々に寝袋で眠り込む日々でした。

そんな作業の合間、伊里前から30kmほどの栗原市からボランティアで来ていたOさんに出会ったのです。栗原も3年前に宮城内陸地震で、死者23名と約3000戸の家屋被害に遭っていました。その折に、林業と製材所を営むOさんも、南三陸町の方々の支援を受け、その恩返しに来ていたのです。

雑談をするうちに、「前も今度も電気は来ないし、何日も家の暖房もなく、工場も動かせなかった。電気代だって毎月300万以上も払ってんだ」「でも工場の木屑や端材で発電できるものがあればなぁー、そんなの無いの？」「製材って電気を一杯喰うし、誰に聞いてもそんなの無理無理。そんなもんかね」と。その言葉は、漫然とスイッチを押せば電気はいつでも点くと過ごしてきた身にずっしりと響きました。すぐに、子どもの頃、土間の薪炭による暮らしと薄暗い黄色っぽい裸電球を思い出し、同時にパソコン、携帯電話、TV、洗濯機、空調などとの今と昔、

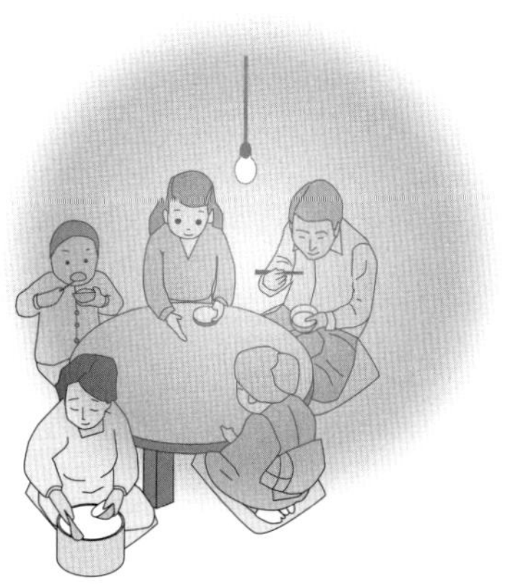

そう「今では、電気は暮らしと仕事の命。血とも言え、水や空気と同じだ」と。「あぁ、電気を人任せ、頼り切りじゃ駄目だ、自分の手に握らないと危なく大変なものだ」と、ダンプカーが脇を轟音とともに走り去るような恐怖とも似た心情を覚えたのです。昔の勤め先でのタイヤや廃プラなどの廃棄物を燃料ガスに変え発電する大型設備がすぐ頭に浮かび、とっさに「いやあるはずだよ、調べましょう」と安請け合いしていたのです。

若い頃、福島原発1号炉脇に、緊急時の炉の冷却、漏出放射性ガスの中性子遮蔽と吸収する硼酸水をシャワリングするポンプの設計、研究所で核燃料生産用のウラン235と238入りの六フッ化ウランガスの輸送機開発をしたことを思い出し、複雑な思いに。そして壮絶な被害の光景と避難住宅での住民の哀しみ苦しみを目の当たりにし、原発炉の爆発により住民が町村から追い出され、立ち入り禁止地区となったこと、O氏の言葉は無論、加え小田原の蒲鉾屋S氏からの「何度もの計画停電で、冷凍のすり身が痛み、えらい目に」の言葉。それらのすべてが、日に日に心へ重くのしかかり、70歳以降はのんびり、旅などでとの安直な考えをすっかり変えてしまっていたのです。今後30年間で必ず起こるとされる「巨大地震」「富士山噴火大爆発」、後戻り不可能と思える世界の温暖化による「極端気象と巨大台風による頻繁な激甚災害」や「水と食糧とエネルギーの争奪」などを思うと、子や孫たち、相まみえることのない将来世代がどれほど塗炭の苦しみに喘ぐのか、今、少しでも早くそれを抑制、軽減することは私たちの責務ではないかと。それには電気だけでも化石燃料を使う火力や危険な原発に頼らず、木材燃料の分散自立型の小型発電装置が必要と考えたのです。それは廃棄物の排出を限りなくゼロにするという「ゼロエミッション」の取り組みに、社内や国際連合大学で携わっていたからこそ、さらに1997年の京都国連気候変動枠組条約会議での温室効果ガス削減が世界の行く末を決める最大課題であることを認識していたからです。

「森林は日本の国土面積の7割を占め、炭酸ガスを吸収し、再生産が可能だ」「持続可能な木材を燃料とした小型発電設備を探そう！」と決めたのです。

色々調べ、海外で木を蒸し焼きにし、燃料ガスをつくり、エンジンと発電機で10から180kWの電気と80℃のお湯を同時に生み出す装置をみつけました。さらに森林、木材の関係者を訪ね、筑波大学K名誉教授の示唆もあり欧州へも数度出かけ林業とガス化発電設備を、ある時は自治体のK氏などと見て廻ることもありました。

その後、選んだ装置は群馬県上野村キノコセンターの電力供給に、他に高山市の温泉加温と売電、宮崎県の串間市民病院の電力と冷暖房熱の供給に使われています。無論Oさんの新規事業の宮城県鳴子の集合住宅へ給湯と冷暖房の熱供給と売電、製材工場の電力と木材乾燥用熱の自己消費にと約束は果たしました。

振り返ると、2015年のSDGsやパリ協定での大幅な温室効果ガス削減が、全世界で急に激しく叫ばれたことから、木材からの電気と熱の生産設備の普及拡大へとますます前のめりとなり、あっと言う間の時が過ぎていました。

あの時のあの言葉が、以来、晩年の私の生き方に光を差し込み、突き動かし、まったく悔いのない来し方となっているのです。

執筆者　竹林 征雄（たけばやし　まさお）

北京引揚げ、旧高田市で戦後を暢気に過ごし、夜汽車に揺られ上京。企業勤め42年間は、世間的には小さな波間を漂う程度と恵まれ、以降は好き勝手に大学、企業、社会活動団体で環境に関わり、70歳以降は脱炭素に熱中。

Kotonoha 31

ひとりもいないわ。幸運を

「ひとりもいないわ。幸運を」これが今の私が活動を続けられるターニングポイントになった言葉です。

現在、私は子ども家庭福祉分野で、特定非営利活動法人の代表をしています。このところ、地域社会の成熟と比例して、子どもの健やかな育ちに対する社会的な注目と責任についての理解が高まっています。日本においてはまだ発展途上にあるこの分野について、約20年前に他国で学ぶ機会を得ることができたのは、多くの方々の支えと幸運に恵まれたおかげとしか言いようがありません。

企業勤めを2002年3月に辞めて、私はオーストラリアに「ソーシャルワークを学びたい」と漠然と無謀な希望を持って渡りました。今でこそ、法人の代表として、目標・戦略・成果に拘った行動を自分自身や同僚にも求めるようになりましたが、当時の私の計画は見立ても甘く、海外にソーシャルワークを学びに行く準備も不十分でした。

最も絶望的だったのは私の語学力でした。中学・高校生の頃の私の英語の成績は学年でも最低レベルで、大学時代も進歩はありませんでした。振り返ると、当時の英語力で留学を目指すなんて、なぜ計画と行動に移したのか自分自身理解に苦しみます。

現地の売店で水のボトル1つ買う英語力もなかった私は、語学学校入学から異国での生活を始めなければなりませんでした。私が学んだ語学学校は、メルボルン市内中心部にあり、アジア系、南米系、ヨーロッパ系の若者が学ぶ活気溢れるところでした。しかし、その活気は、オーストラリアでの生活を楽しむための語学を身に着けたい若者のモチベーションからくるものでした。その語学学校にはレベルに合わせて6クラスあり、上位2クラスは大学や大学院進学をめざす学生のためのもので、必死さと真剣さで張り詰めた空気に満ちたクラスでした。他の4クラスは、オーストラリアの生活を楽しもうとする学生の明るい雰囲気に満ちていました。私はもちろん上位2クラスに入ることも叶わず、最も低いレベルのクラスからスタートし、そのクラスのなかでも最も成績の悪い学生でした。自分の置かれている状況と、大学院でソーシャルワークを学びたいという目標の距離感を掴みようがなかった私は、どうすることもできませんでした。大学院入学そして学位取得など、当時の私にとっては水平線よりもはるか遠くにあるゴールに思えました。30歳を過ぎて母国で定職を辞した語学学校最低レベルの学生が、異国で明るく活気に満ちた20代前半の若者に囲まれて学ぶ毎日…。恥ずかしさ、不安、後悔に心が支配され、インターネットで日本の転職サイトに逃げ口を探すこともありました。ゴールへの道筋も分からず、毎日クラスが終わってから、居残って必死で勉強を続けました。私にはそれしかできなかったのです。最も低いレベルで最も楽しいクラスのなか、たったひとり必死に英語を学ぶ異色の日本人が毎日教室の閉まるまで居残って勉強している…。その姿に興味をもってくれたのか、クラスの教師がある日の放課後、私に（英語で）話しかけてきました。「あなたはいつも遅くまでこのクラス（最もレベルの低い）で勉強しているけど、そんなに英語をがんばって何をしたいの？」。たぶんこんな感じで彼女は私に質問してきたように思います。その時の私の英語力では、雰囲気を感じとるのが精一杯でしたので。私は自分の顔が赤くなるのを感じずにはいられませんでした。最低レベルのクラスの最低の学生として、まさか「大学院に行こうと思っている」とは言えませんでした。乾ききった口から絞り出した私の答えは「だ、大学に行けたらいいなって思っています」でした。それでも相当な大言壮語だったと自分でも理解していたので、直ぐにその教師から目をそらしたことを今でも覚えています。「あなたには無理よ」「それは失敗するわ」そういった返しがあることは覚悟していました。なぜなら、私が母国で受けてきた教育はそういうものだったからです。子どもの頃から、教師だけでなく大人や先輩そして同僚は、簡単に「それはできない」「それは無理」「不可能」といった言葉を私に落としてきました。

「それは無理よ」という言葉が聞こえてくるのを待っていた私に対して、彼女が返した言葉は「私はこのクラスで教えるようになってもう2年以上になるわ。私の知る限りこのクラスから大学入学まで行った学生はひとりもいないわ。幸運を」でした（当時の私の語学力での理解ではこれになります）。衝撃でした。彼女の顔を見返してみると真剣そのものでした。鳥肌が立ちました。延髄のあたりがキーンとしました。彼女は『不可能』『無理』『失敗する』といった否定を1つも言わなかったのです。

当時と比べ少しは英語文化を理解できるようになった今では、彼女の意味は『やめた方が良い』というものだったと理解できます（笑）。ですが、その時の私は『無理と言われなかった』=『あなたには可能性がある』と都合よく理解したのです。

「ひとりもいないわ。幸運を」=「あなたには可能性がある」（身勝手な解釈）という励ましは、私の人生を変えました。その後、メルボルンにある邦人向け留学相談所では、ソーシャルワークを学ぶ大学院への進学を反対されました。彼らは「絶対に無理」「やめた方が良い」「途中で帰国するに決まっている」と言いましたが、そんな言葉はもう私の心にまったく響きませんでした。結果として、自分の可能性を信じて挑戦し、大学の恩師含め多くの方々の支えにより、大学院で学位を取得することができました。勿論、学位が私のゴールではなく、日本の子どもと地域社会に変化をもたらすことをゴールに、現在の活動をしています。できるかもしれない可能性にかける、そしてそのためにベストをつくす、それは今日の私の生き方に深く刻まれています。

「ひとりもいないわ。幸運を」。今思えば、彼女は私に事実を述べたに過ぎません。しかし、彼女の言葉は、無責任で否定的な他者の決めつけに支配されることが普通だった私の生き方に、革命を起こす力を持っていました。「あなたにはできない」「無理だ」。こういった言葉を向ける人々は常に周りにいます。論理的にそれを説明してくれる人は僅かで、ほとんどの場合、その否定的発言の責任、つまり挑戦を断念する責任を彼らはとってくれません。現在の事業を始める際にも、私の周りのほとんどすべての人が、この事業が失敗すると私に言いました。それらの否定的言葉を残した人々は、恐らくそのことを覚えてさえいないでしょう。

彼女の言葉は、自分の可能性を信じる、ベストをつくす、そして、自分をサポートしてくれる人を信じることの大切さを、私に教えてくれました。

「幸運を」この言葉はまさしく私の人生に『幸運』をもたらすものになったのです。ひとりもいないということは、最初のひとりになるチャンスがあるということです。そのチャンスをつかむ幸運に巡り合うための言葉をくれたカレン、あなたに心から感謝しています。

執筆者　渡邊　守（わたなべ　まもる）

大学卒業後、約8年間一般企業での職を経てオーストラリアへ留学し、Master of Social Work を取得。帰国後は養育里親として養育を担う。現在は、里親支援に関わる事業を行うNPO法人キーアセットの代表として活動している。

Kotonoha 32

一艇《いってい》ありて一人《いちにん》なし、身体で考える（Body Thinking）

私の生い立ちから話します。

私の両親は、同じ村で生まれ、同じ小学校の同級生結婚でした。昭和の始め、田舎のことですから、お見合いなのか恋愛だったのか、それらしきことを聞いたことがありましたが、照れるだけで詳しいことは聞いておりません。しかし、なかなか子どもに恵まれず、諦めかけていた時に、しかも父親が出征中に私は生まれました。

そのような環境の中で、「宅家」の跡取り、嫡男として大切に育てられました。そのせいか、わがままで、自己中心的な性格の強い子どもだったと思います。

自然の中で、チャンバラごっこ、木に登ってターザンごっこ、川での水遊び、お寺の境内での草野球等、帰宅するとすぐ遊びに駆け出すという生活でした。高校の３年間は家の仕事である農業の手伝いと大学進学を目指した勉強に打ち込みました。学校の教科書以外に本もよく読みました。それは「自分はわがままで自己中心的な性格であるという自己嫌悪感」を払拭させたい気持からだったのかもしれません。小説では、下村胡人の「次郎物語」、山本有三の「路傍の石」、夏目漱石の「三四郎」などを貪るように読んだことが思い出されます。

そして大阪大学基礎工学部機械工学科に入学しました。入学式場の前庭には新入生歓迎の催しが沢山ありました。その中で体育会運動部が、幟（のぼり）を建てて積極的な勧誘活動をやっていました。「大学に特有で、個人技を競うのではないスポーツを」と思っていましたので、「ボート部」コーナーでくぎ付けとなり、即座に入部を決定しました。

ボート部における新人のトレーニングは身体を鍛えることに主眼が置かれており、大阪市内の淀川沿いにあった艇庫で、またその近くの運動場で肉体を酷使する毎日でした。

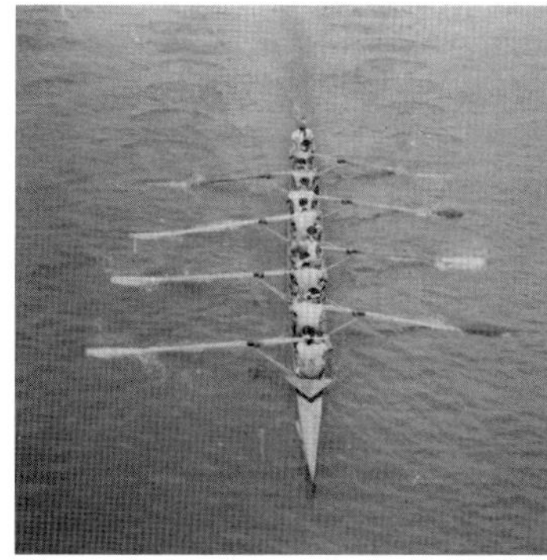

この新人トレーニング合宿で、先輩のコーチから「ボートとは一艇ありて一人なし」、究極の団体スポーツ（チームスポーツ）なのだという言葉を聞きました。

その時は、この言葉の意味がよく解りませんでした。が、身体と心にしっかりと刻み込まれました。その後、大学２年生になって、８人で漕ぐボート、「エイト」のクルーに選ばれました。陸上トレーニングから乗艇練習、合宿につぐ合宿のボート漬けの生活が続きました。ボートの舵取りや指示をするコックスが「鬼のコックス」と呼ばれた先輩で、ローヤンと呼ばれる漕ぎ手８人がヘトヘトになってもまだまだと言って練習を続けます。

このような乗艇練習が数カ月続いた後、関西選手権に出場するため瀬田川に乗り込みました。パドルと呼ばれる全力漕ぎを続けた時です。８本のオールが一本のオールに感じられたのです。そして、ボートがスーとスピードが上がる不思議なくらいに艇が伸びていくことを体感したのです。

エイトは８人の漕手が各々力一杯漕いでもばらばらでは艇速は決して伸びません。しかし、８本のオールが１本のオールの動きをした時にボートが走るということを身体で会得したのです。自己嫌悪にさいなまれたエゴイストの自分が、社会生活において何とかやってこられたのは、大学時代にボート部に入り、この言葉の意味を体得できたおかげだと思っています。

社会生活、特に会社では仕事に取り組む場合、一人ではなく大勢の人が直接的、また間接的に参加しています。目前のプロジェクトにおいても前工程のチームの働きを引き継ぎ、後工程にバトンを渡すことになります。参加する全員の心が１つになり、目標に向かって力を集中させることができた時、大きな成果を生み出すことができるということを、この体得によって学びました。

これが、二つ目の大切な言葉、「身体で考える（Body Thinking）」につながっています。

これは誰かから教えていただいた言葉ではなく、私が自分の性格と能力を自覚したうえで自分自身で編み出した言葉です。

大学時代に戻りますが、学部の後半になると専攻を選ぶとともに、研究室に配属になります。私は熱工学と流体力学の実験的研究コースを選んだのですが、別の研究室の教授と面談する機会がありました。

「宅君はどうして私の研究室に来なかったのか」という質問を受けた時のことです。

私は、自分が数理解析に卓越した頭脳を有していないことを自覚した上で、その教授に向かって、「私は先生とタイプが違います。頭で考えるのではなく、身体全体で考えます」と答えたのです。若気の至りとは言え、生意気にもその教授の先生にタンカを切ったのです。口にしてから「身体で考える」とはどういうことか、自問自答しました。

大学院卒業後は、研究した「熱」と「流れ」の知識や技術を活かし、今後発展が予測されていた空気調和工学に取り組むことを決めました。

研究を指導していただいた教授の紹介で三機工業株式会社に入社し、空調システムのエンジニアとして活動を始めました。

「身体で考える」とは、具体的にどのような行動を取ることを意味するのか。それは、頭脳だけでなく、五感をフルに使って、手足を動かし、行動することであるという自ら出した結論に納得感を覚え、机上においての検討だけでなく、方々に出向き色々な情報を得ることを実践しました。社会では、何か問題が提起され、それを解決しなければならないことが頻繁に発生します。五感を総動員しても納得がいかない場合、現場に出向き、現物を観察し、現実を認識したうえで対処してきました。

そのため、直属の上司からは、時に、従順でない、文句が多いと嫌がられました。部下に対しても同様の対処の仕方を求めました。一部の部下からは、「解決策（ソリューション）だけ言ってください」、そして「この作業をやりなさいという指示だけをお願いします」と言われました。

しかし、色々な反対や抵抗にあっても私を支えたこの言葉「一艇ありて一人なし、身体で考える（Body Thinking）」は、私の生きざまそのものであるこの信念のもと、この行動パターンを愚直に続けました。

結果的に三機工業の会社生活において、エンジニアとしてそれなりの成果を出すことができ、後半では経営に携わり、代表取締役社長を務めることができたのも、この言葉を実践し続けてきたことによるものと思っています。

人生100年時代。70歳で会社勤めを退いた後、今は、いくつかの会社の経営アドバイザーと環境・エネルギーコンサルタントの仕事をしています。経営者にだけでなく、一般社員や新入社員の研修会でも、この2つの言葉について話をしています。大学を出たばかりの新入社員が興味深く聞き入り、彼らの会社の発展に貢献できていることを実感するのは有難く、嬉しいことです。

現在、地球温暖化防止、2050年カーボンニュートラル実現が叫ばれ、省エネルギーの推進、再生可能エネルギー導入のため、志を同じくする仲間とともに日夜テーマを検討し、課題解決のソリューション提供のため日本中を駆け回っています。

80歳を目前にした今日この頃、時々面倒を感じたり、しんどくなったりすることもありますが、「一艇ありて一人なし、身体で考える（Body Thinking）」、この言葉の意味と重みこそが私の生きざまと捉え、これからも実践していく所存です。

執筆者　宅　清光（たく　きよみつ）

環境・エネルギーコンサルタント。1943年奈良県生まれ。2014年に三機工業を退社後、2050年カーボンニュートラル達成のため、日本中を飛び回っている。市町村長への啓蒙、中小企業の社長とは経営についても一緒に考える日々を送る。

Kotonoha 33

絶対に医者になれ！おまえにしかできないことがある！

この言葉をもらったその時から、医者として働いている今もなお、私の胸の中に大きな柱を築いている大切なこの言葉。

これからも、この言葉を胸に、自分だからこそできることを考え、がんと闘う方々の支えになれるよう自分の人生を駆け抜けていく。

高校一年生の秋、1カ月くらいの咳が続いていた。今まで病気をしたこともなく、風邪だと思っていた。次第に食欲も落ち始めると、母は異変に気づき、私に病院の受診を勧めていた。しかし、私はやはり風邪に違いないと受診はしなかった。10月、高校のマラソン大会の選手を決めるタイムレースがあった。毎年、マラソンの選手に選ばれており、当然いいタイムでゴールするはずだった。しかし、走り始めて早々に息が切れ、何とか完走したものの、タイムは散々たる結果だった。

「これはおかしい、病気に違いない」

はじめてそこで、受診しようという思いになった。選抜落ちした言い訳が欲しかったのが、受診理由の大半であったと思うが、その日の学校帰りに近くの大きな病院を受診した。まさか、がんを宣告されるとも知らず、診察待ちの間は一生懸命翌日の宿題をこなしていた。気づくと、採血、レントゲン、CT検査、点滴をされ、ベッドで安静にしているように指示をされた。そして、両親を呼ぶように言われた。両親が到着し、先に診察室へ入っていった。その段階でも明日の日常が奪われるとは知る由もなく、点滴に繋がれながら宿題をこなしていた。そして、診察室に呼ばれた。医師が私に説明をしてくれていたのだが、何を言っているのか分からなかった。ただ、診察室に貼ってあるレントゲンで心臓のあたりに何かあること、そして母親が「若いのでがんセンターに紹介してください」と医師に言った一言から、心臓のあたりにあるがんであることを悟った。翌日がんセンターに紹介してもらうこととなり、一旦家に帰ることとなった。テレビなどの影響か、高校生ながら、がん＝死というイメージがあった。

怖くて、死にたくなくて、泣きながら長い一晩を過ごした。翌日がんセンターを受診し、緊急入院となった。すぐに診断のための生検が行われ、T細胞性リンパ芽球性リンパ腫と診断がついた。主治医からは、病名、治療法が告げられた。そして何より、医師からの「治る」という言葉が嬉しかった。そして早速治療が始まった。治療に関しては医師に任せようという気持ちになり安心した部分があった。しかし、次第に高校生活という日常を奪われたことへのいら立ちが募ってきた。なぜ自分だけがこんな目に合わなければならないのか、皆は普通に学校に行っているのに、今まで積み上げてきた学校生活はどうなってしまうのか、考えれば考えるほどいら立ち、心を閉ざすようになっていった。病室でカーテンを閉め切り、外部をシャットアウトして過ごすようになった。

しかし、そんなことはもろともせず、カーテンの中に侵入し、遊びに来る子どもたちがいた。彼らも小児がんで同じ病棟で入院していた。がんセンターの小児病棟に入院していたので、全員ががんなのだが、とてもがんと思えないくらい楽しそうにはしゃいでいた。彼らの無邪気さと明るさに次第に癒され、彼らと仲良くなった。彼らと過ごしているうちに、実は彼らもがんという病気を理解していることを知った。がんという病気を治すため、治療をしなくてはいけないことも理解していた。彼らはがんという病気を理解しているからこそ、前を向いて明るく過ごせていることを知った。それを見て、なんで自分だけがと思っていたことが恥ずかしくも思え、皆と一緒に前を向いて闘病しようと思えた。それからは、抗がん剤による副作用で辛いこともあったが、仲間とともに闘病することで楽しく過ごす時間も多くなった。

そんな日々を過ごす中で、ある思いが芽生えた。

私が塞ぎ込み、落ち込んでいた時に小児がんの子どもたちの明るさに助けられ、立ち直らせてもらったのだから、将来は小児がんのこども達の支えになる仕事がしたい。医師になりたいと思うようになった。高校1年生で入院することとなったが、がんセンターには奇跡的に高校の院内学級があり、転校して院内学級の授業を受けることができた。院内学級では、学校の友人が届けてくれた授業プリントにそって先生たちが教えてくれた。医師になる夢を抱きながら、入院治療と勉強と闘病仲間との生活を楽しみ、10カ月の入院を終えた。母校の厚意もあり、留年することなく高校2年の夏休み明けから復学することとなった。

復学後の生活、それが私の闘病生活で最も辛い時期の始まりとなった。退院はしたものの、外来での抗がん剤治療を続けながらの復学だった。高校入学して早期に入院となってしまったこともあり、友人関係ができていなかった。周りは皆誰と何をするかの日々のルーチンが決まっており、その輪に入っていくことができなかった。まだ、抗がん剤治療をしていたため、脱毛もあり帽子をかぶっていることで外見にも自信がなかった。周りの視線が気になり勝手に傷ついた。勉強もかなり厳しかった。学校の授業でさえ何を言っているか分からず、医学部合格のため塾に行こうにも入塾テストで門前払いという状況だった。勉強の遅れを取り戻すために誰よりも勉強を頑張らなくてはならないことは分かっていた。しかし、抗がん剤治療で体調が悪く、勉強することがままならない日もあった。あせって勉強に時間を割けば割くほど周りからは孤立する。そんな日々が続き、ある日、限界が訪れた。

泣きながら、どうしたらいいかわからず、母親にもう無理だと当たり散らした。医師になる夢に満ち溢れていた時期からは想像できないくらい、どうにもならない絶望に浸っていた。そんなどん底から救ってくれたのが、闘病をともにした友人達だった。

実は入院中に、年上の闘病仲間にも恵まれていた。毎日、遊び、語り合っていた仲だった。私が退院後も彼らはまだ闘病中であったが、一時退院の時期など皆で集まって語り合った。彼らはいつも自分の夢を応援してくれていたが、この日、はじめて私は「無理かもしれない」と弱音を吐いた。彼らは話を最後まで聞き、そして言った。

「おまえは絶対に医者になれ！がんを経験したおまえにしかできないことがある！」と。

その時私は、はっとした。彼らにも夢があった。まだ闘病中で退院が見えないなか､それでも夢を語ってくれていた。夢を追いかけたくても、追いかけられない仲間がいた。私は、復学後、健全な高校生達と勝手に比べて傷つき、辛い辛いと思ってきたが、退院して夢を追いかけることができること自体が幸せなのだと彼らが気づかせてくれた。それからは、今まで辛いと言っていたことがとても小さく感じた。とにかく医学部合格のためだけに自分のすべての力を注ごうと思えた。学校での友人関係は諦めた。体調が悪くなる日は諦めて寝る。それ以外のすべての起きている時間を勉強に費やした。そして、医学部に合格した。支えてくれた家族とともに泣いて喜んだ。闘病仲間も心から喜んでくれた。

そして、医学部での大学生活、研修医時代を経て、現在小児がんを診る医者として働いている。大切な闘病仲間に医者として働く姿をみせることはできなかった。しかし、いつも私の心の中で彼らが言う。

「おまえにしかできないことがある！」

がんを経験し、同じがんと闘う子ども達と医者として向き合う。その中で自分にしかできないこと、自分だからこそできることを。医者として過ごしてきた11年間、私の中でいつも大切にしていること。そしてこれからも変わらず、私だからできることを考え、小児がんの子ども達の支えになって行きたいと思う。

執筆者　松井 基浩（まつい　もとひろ）

東京都立小児総合医療センターで小児・AYA 世代がん患者を診療する医師。がんを経験した自分だからこそできることを意識して日々を過ごしている。X（エックス）アカウント：@ moto612

Kotonoha
34

十を聞いて一を書く

新聞記者は「書く」ことが仕事です。でも、それ以上に大切なのは「聞く」ことです。相手が話してくれなければ多くの場合、何も書くことができません。例えば、本人は「大したことがない」と思い、なかなか話し出さない場合もありますし、逆に本人に思い入れが強くて、話が止まらない場合もあります。こちらもあらかじめ調べられることは調べ、色々と質問を練って取材に臨みますが、うまく引き出せなかったことも多々ありますし、後から電話やメールで１つ尋ねるだけで、鍵となるエピソードが出てくることもあります。そんな時によく思い出すのは初任地の次長（デスク）から繰り返し言われた「十を聞いて一を書く」という言葉です。

今から20年以上前、私は宮崎で記者生活をスタートさせました。どこにいても記者が一番付き合うことになるのは、原稿を初めに読んで直しを入れ、取材の指示を出す「デスク」です。当時のデスク、Kさんは柔道経験のある男性で体も声も大きく、元気な方でした。

私はよく怒られました。自分の不出来さゆえですが、本当に怒られてばかりでした。いつでも原稿の問い合わせの電話に応じられるよう、取材資料を常に持ち歩くなど、Kさんに怒られないようにすることだけが目標になってしまったような時期もありました。

こう書くと、Kさんが理不尽なように思われるかもしれません。冒頭に書いた「十を聞いて一を書くんだよ！」と繰り返し取材が足りないことを指摘され、二言目には「（記事に出てくる、困っている人の立場になって）もっと怒れよ！」と問題意識の足りなさを糾弾され、さらには「白鳥は優雅に泳いでいるように見えるけれど、水の中では必死に足を動かしてるんだよ！」と見えないところで日々努力する必要性も説かれました。今思えば、とても大切なことだと思うのですが、若かった当時の私にはきつく感じられ、素直に受け止められませんでした。そのなかでも、一番よく聞かされた「十を聞いて一を書く」には、「それはKさんが知りたいだけで、私の記事に絶対必要な内容ではない！」と、心の中でしか言い返せませんでしたが、強く反発して記者クラブにある自席の固定電話をたたきつけるようにして切ったことも一度や二度ではありませんでした。

やがてKさんは異動しました。私も紆余曲折あって一度職場を離れ、8年後に記者として復職した頃には、世の取材スタイルも記者の働く環境も大きく変わっていました。FAXはほとんど使われなくなり、メールやSNSも取材によく使われるようになりました。速報などウェブでの報道がより重視されるようにもなりました。そして、若い記者に尋ねると、今のデスクは「優しい」ようです。私が年を重ねたこともあってか、怒られることもなくなりました。

復職後、いろいろな人に会って話を聞くという取材の楽しさはすぐに思い出しました。それでも初めは思うように原稿が書けず、苦しみました。そんな時に呪文のように浮かんだのは「十を聞いて一を書く」というKさんのあの言葉でした。

新人の頃とは違い、ニュースをウェブで確認する人が増えた今、「一を聞いて一を書く」瞬発力も求められる時代となりました。さらに、紙面では字数に限りがありましたが、ウェブでは長い原稿も複数の写真も入りますので「十を聞いて十を書く」ことも可能な時代となりました。Kさんの教えが絶対というわけではなくなりました。

それでも貴重な時間を割いてくれた相手の話を分かりやすく伝えるためには、削ぎ落とす作業が多少なりとも必要となります。相手に申し訳なく思うこともありますし、削ぐ要素が間違っているのではないか、もう少し盛り込めるのではないかとも、悶々と悩みます。しかし悩みながら仕事を重ねるにつれ、十も聞かせてもらったら、原稿がすぐにできあがることに気づきました。当時、Kさんは私に十分に取材する大切さ、じっくりと話を聞くことが結局、原稿を早く仕立てられることを言いたかったのかも知れません。早く原稿ができれば、デスクに早く見せることができる。そこから直しや追加取材の指示が入るにしても、時間をかけられるので、良い原稿が仕上げられる。「十を聞いて一を書く」というのは虚心坦懐に、誠実に相手の話に耳を傾けることの大切さを集約した言葉なのかもしれません。

Kさんの体験に基づく言葉なのか、Kさんが先輩から聞かされた言葉なのか。今となっては分かりません。生意気だった私は当時、そんな言葉の意義を十分にかみしめることもなく、いかにKさんに怒られずに済むかだけを考え、注意されると腹を立てていたことを今となっては恥ずかしく思います。

2022年の春から、私は「点字毎日」という視覚障害者のための新聞を作る部署に所属しています。「点字毎日」は発刊から100年以上の歴史を持つ世界でも珍しい週刊の点字新聞で、視覚障害者に役立つ情報などを掲載しています。これまで私は記者として多少の経験はあるつもりでしたが、ここではまったくの「新人」です。点字の表記ルールをはじめ、主語を明確にすること、表音文字である点字にした時に分かりやすいよう、同音異義語に気をつけて言葉を選ぶこと、一文をできるだけ短くすることなど、これまでと違う表現を探る難しさもありますし、何より「視覚障害文化」についての理解が足りないことを日々痛感しています。ICT技術の発達もあり、点字を使う視覚障害者は減っていますが、耳で聞くよりも点字で読む方が理解できると、点字新聞を必要としてくれる方がいます。字数に限りのある「紙の新聞」を必要とする方がいるのです。ここでやはり思い出すのは、あの「十を聞いて一を書く」でした。

取材では、必ず相手の見え方を尋ねます。一言に「視覚障害」といってもその見え方はさまざまです。ある時には見え方を詳しく説明してくれたにもかかわらず、「弱視ですか、全盲ですか」と尋ね、「その分け方には意味がないと思う」と言われたこともありました。また、中には視力の悪化が進行中で、複雑な思いを抱えている方もいました。見え方に限らず、相手を傷つけないことを大前提に、やはり相手の懐に飛び込んで教えてもらうしかない。知ったかぶりや、恥だと思って聞くのをためらうのではなく、素直に「わからない」と伝えて、聞かせてもらうしかありません。

最近では、十を聞いて一しか書けなくても、残り九を他の取材に生かし、その九があれば一を聞いただけで記事になることもあるとも思います。さらに、最近は見える私だからこそ伝えられる情報を入れようと「十を見て十を書く」ことも心がけています。しかし、ベースにあるのは「十を聞いて一を書く」というKさんの言葉であることに間違いありません。Kさんが異動してからお会いしていませんが、いつか感謝を伝えられたらと思います。

執筆者　谷本 仁美（たにもと　ひとみ）

毎日新聞社点字毎日部東京駐在記者。宮崎、熊本支局、くらし医療部などを経て現職。同行援護従業者（視覚障害者のガイドヘルパー）養成研修一般課程・応用課程を修了。

Kotonoha 35

多感な時期に経験したものが、その人の人生を支える

「おうちに帰るって言わないで。私には帰るおうちがないんだから」

スタッフの何気ない一言に、ある子どもはこう答えました。

毎年多くの方が亡くなっている自然災害。日本はその地形・地質・気象等の特性により、常に災害のリスクに晒されています。特に自分で自分を守ることが困難な子どもたちへの災害の影響は大きく、例え命を守ることができたとしても、心に受けた傷や失った学びの時間は将来に暗い影を落としかねません。私は、そういった困難を抱えた子どもたちを支援する「認定NPO法人カタリバ」に所属し、被災した子どもたちを支える活動に取り組んできました。

私たちは災害発生後できるだけ早く避難所に入り、行政などと連携してその避難所の一角に「子どもの居場所」を作ります。学校や児童館、保育園をもっと緩やかにした場をイメージしていただくと良いかもしれません。そうした、安心安全に過ごせる居場所での関わりを通して子どもたちと関係を築き、心のケアをしていくのが私たちの支援活動です。冒頭の子どもとのやりとりは、そんな子どもの居場所で起きた一幕でした。

「今日はもうすぐおうちに帰るけど、明日もここに来るよ。だからまた会おうね」

そんな、普段だったらなんてことのない会話が、ここでは子どもを傷つけることに繋がりかねない。非日常の被災地において、なんてことのない日常を作る難しさを感じた瞬間でした。

支援活動に取り組んできた私ですが、今日に至るまでの道のりは、決して一般的とは言えませんでした。何しろ私の最初の仕事は、教育でも、保育でも、心理でもなく、アニメーション映画を作ることだったからです。

17歳の時に「ものづくりがしてみたい」と思った私は、芸術学部があ

る大学に進学し、アニメーションを専攻しました。卒業後はスタジオジブリの「思い出のマーニー」などの制作に参加し、監督の演出業務を補佐する「演出助手」という立場で働くことになりました。

当時のスタジオジブリにおいて最年少だった私は、毎日先輩に厳しく指導されながら、朝から晩まで映画作りに勤しんでいました。公開日が近づくほど制作現場は過酷を極め、空気はピリついて行きました。時には感情的になる方もいました。しかし、その裏にあるのは良い作品を作りたいという飽くなき探究心であり、プライドであり、ものづくりへの情熱でした。「アニメーションを作るということは、人が生まれてはじめて観る映画を作るということ。僕らはそういったことも背負っているんだ」。そのように話す先輩もいました。高いプロ意識を支える想いとはこういうものかと、背筋が伸びたのをよく覚えています。

そんな制作真っ只中のある日、ひとりの先輩スタッフと「名作」について話し合う機会がありました。あの作品が良い、この作品が面白い、そんな話をするなかで、名作を名作たらしめているものはなんだろうか、という疑問が浮かび、先輩に訊ねてみました。すると先輩は、「映画って、どこかに名作があるんじゃなくて、きっと、多感な時期に見たものが、その人にとっての名作になるんだよ。そして、多感な時期に経験したものが、その人の人生を支えるんじゃないか」そのように答えました。振り返れば、自分にも当てはまることがいくつもありました。自分が人の道を大きく踏み外すことなく生きてこれたのは、子どもの時に家族とのあたたかい時間を過ごせたからではないか。そう想う気持ちを強めた私は、その後いくつかの作品に参加したのち、NPOが主催する子ども支援ボランティアの活動に参加するようになりました。

ボランティア活動に参加して一番最初に出会った子どもは、分数や小数の足し算引き算ができない中学生でした。複雑な環境で育ったその子は、自信を育むことができず、分からないことを大人に聞くこともできないまま中学生になっていました。他にも、兄弟の世話で自分の時間を持てない子どもや、家にも学校にも居場所がない子ども、その時の私では想像できないような過酷な環境で生きる子どもたちがいました。この時私は、生まれ育った環境によって人生が大きく変わってしまう、運の要素があまりにも大き過ぎる社会に疑問を持つようになり、この問題にもっと向き合いたいと考え、さまざまな困難を抱える子どもを支援している認定NPO法人カタリバに転職することを決めました。そして、被災地の子どもの緊急支援を行う事業を立ち上げから担当し、合計7つの災害で支援活動に取り組んで来ました（2024年1月1日に発生した能登半島地震においても、石川県珠洲市や七尾市の避難所にて支援活動を実施）。

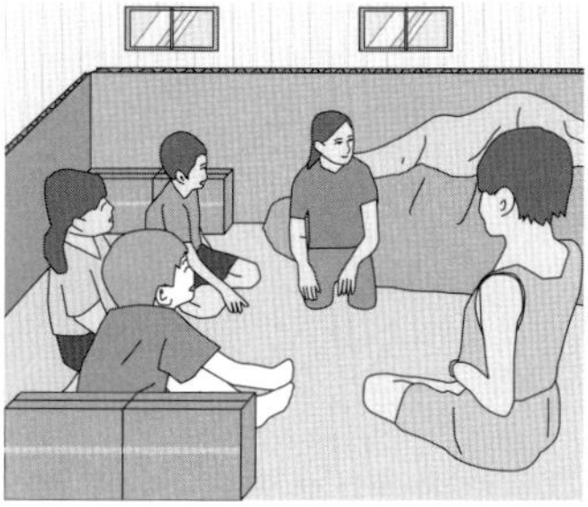

被災者が置かれる環境は過酷です。慣れ親しんだ家や街は壊れ果て、土砂や家屋の下敷きになった家族を置いて避難せざるをえない方もいます。やっとたどり着いた避難所では食料や水が足りず、断水によりトイレも使えなければ手も洗えないこともあります。不衛生な環境の中で感染症が蔓延し命を落とす人や、家族を失い心を崩す人も少なくありません。大人たちは悲嘆に暮れ、泣き崩れる人もいます。やり場のない思いを行政職員や支援スタッフにぶつけ、大声で騒ぐ人もいます。そんな環境で、子どもたちも生きていかなければなりません。

そんな非日常の中で子どもたちが心を癒すのに必要なことは、安心安全な日常です。朝起きて、友人たちと遊び、学び、ご飯を食べて、夜眠る。そんな当たり前の時間を、安心安全な環境の中で過ごすことで、多くの子どもは自分の心を癒していきます。人間には自ら回復する力が備わっており、それは子どもといえども例外ではないと感じます。

回復していく子どもがいる一方で、なかなか傷ついた心が癒えない子どももいました。そういった子どもの多くは、発達障がいや経済的困窮、複雑な家庭環境などによるさまざまな困難を災害発生前から抱えていました。災害がなくても解決が難しいこれらの問題を、限られた環境、期間で行う災害支援活動の中で解決することは尚更難しく、胸を張って何かできたと思えることはほとんどありません。直接触れることが困難な問題にぶつかる度に、いつだって無力さを感じます。自分にできることは、目の前の子どもの話に耳を傾け、遊び学べる居場所をつくることだけ。それは、子どもたちが抱えている困難に比べると、あまりにも小さいことのように思えてしまうのです。しかし、そんなふうに思ってしまう時、私はあの「名作」の話しを思い出します。

「多感な時期に経験したものが、その人の人生を支える」

想像してみます。困っている時に誰かが自分の力になってくれたら、どんなに嬉しい気持ちになるだろうかと。辛い出来事の中においても笑顔でいられる瞬間があることが、どれだけ立ち上がる支えになるだろうかということを。そして、こうした経験を子どもの頃に、多感な時期に得ることが、どんな時も人を絶望させず、生きる勇気を生み出すことに、繋がるのではないかと。そう思ってみると、自分のしていることに、少しだけ胸を張れる気がするのです。

映画づくりと比べたら、子ども支援の仕事は地味に思われるかもしれません。子どもたちからも「子どもと遊ぶのが仕事なの？　ふーん、楽でいいね」なんて言われたりします。でもそんなことを言う子どもが、「この夏一番楽しかったことは、毎日ここで遊んだこと！」なんて言って帰っていくのです。彼らがここで楽しく過ごした意味に気づくのは、何年も、何十年も先のことかもしれません。それでも私は、彼らと避難所でともに過ごした日々が、いつか「名作映画の一コマのように輝いて」彼らの心を支えるのだと信じています。

執筆者　戸田 寛明（とだ　ひろあき）

東京都調布市生まれ。スタジオジブリの「思い出のマーニー」などの制作に参加した後、NPO カタリバにて各種支援事業の立ち上げを行う。現在はサステナブル経営を推進する機関にて、持続可能な社会作りに取り組む。

Kotonoha
36

今がいちばん

これは亡父が生前、会話の折々に口にしていた言葉です。特に70歳を過ぎて、それまで滅多にかからなかった風邪なども引くようになり、体力低下が目立ちはじめた頃から、正月の集まりなどでボソッと、しかし殊更にという感じで語っていました。この言葉を私が意識するようになったのは、障害のある大学生の支援をしていくなかで、自分自身の精神状態がどん底に落ちた時でした。

私が30年以上勤務している筑波技術大学は、日本で唯一の障害者（聴覚障害、視覚障害）のための国立大学で、学部入学の条件は聴覚または視覚に障害があることです。この大学で私は障害学系の授業担当と聴覚障害学生の支援、特にコミュニケーション技術向上のための個別指導、就職および卒業後の職場適応支援などを担当してきました。学生と一対一で向き合い、発声や発語（生まれつき聴覚障害がある人は音声が不明瞭なことが多い）、手話（一般の小学校、中学校、高等学校で育ってきた人たちは概して手話を使えない）、筆談など、コミュニケーション全般にかんする練習や、就職試験での面接の練習をします。個別で周りに他の学生がいないなかでの指導、練習ということもあり、練習がいつの間にか学生の悩み相談、人生相談になってしまうということもよくありました。

障害の有無にかかわらず、人生を通して順風満帆という人はいないでしょう。ただ身体や心に機能的な障害がある人のなかには、大学入学前に心に大きな傷を負うような出来事を経験している人もいます。一般の小、中、高校で、クラスの人たちとコミュニケーションがとれず、疎外感を感じたり、中にはひどいいじめを体験した学生もいます。筑波技術大学は同じ障害がある学生のコミュニティですから、入学して一年もすればだいたいの学生が気の合う友人と出会い、気持ちも安定してきます。しかし入学前の心の傷が大きすぎると、自分の殻から抜け出せない学生もいます。そのような学生がコミュニケーション練習を申し出てきた際には、まず私との間の信頼関係を築くために、「どうしてコミュニケーションの技術を高めたいの？」といった会話から始めて、心の扉を開くようにしてきました。「共感的」な指導です。

その中の一人に、進行性の弱視の学生がいました。先天性の視覚障害で、相談開始時はある程度視力が残っており、拡大読書器やルーペを使って僅かな視覚機能を使っていました。しかし視力の低下が進行し、やがて盲の状態になる可能性が高いことを医師から伝えられたとのことでした。その学生の支援を担当している視覚障害系の教員から、当該学生は聴力にも低下があるようなので手伝ってほしい旨の依頼があり、聴覚障害が専門である私が協力することになりました。

まずは学生（A さん）との面談。とても前向きでしっかりした学生であることが分かりました。勉学や自分の将来について真面目に考えており、また、相手を気遣う心配りができる人柄が伝わってきました。一方で、障害が今後、進行していくことへの不安を率直に語っていました。私はA さんと会話をするなかで、この人の信頼に応えなければならないと思いました。面談の後、聴力検査を行い、正常からごく軽度の難聴を示す数値が計測されました。本人の弁では、授業で教員の音声を聞き取るのに困難を感じることがあるとのこと。そこで、授業に際しては先生にお願いして、教室の前方、つまり先生に近い席で受講することを勧めました。

その後数週間して、視覚障害系の支援担当教員から、A さんは前に座っても聞き取りに困難があるので、補聴器を装用（貸し出し）させたい旨の提案がありました。本人もそれを希望しているとのこと。改めてA さんと面談し、障害が進行することの不安感がさらに増していることが分かりました。そこで私は、補聴器装用自体によりA さんの心理的不安を和らげるために、音量増幅がほとんどない状態に補聴器をフィッティングし（そのことはAさんには言わず）、補聴器を貸し出しました。

1カ月程度を経て、再度の面談。補聴器を装用して2週間くらいは聞こえが良くなったが、音量の不足を感じてきたので増幅してほしいとのことでした。最初の貸し出しで、音の増幅がない補聴器を装用し、「着けた当初は聞こえが良くなった」という本人の話から、心理的なことが関係していることを確信しましたが、国家試験に向けて重要な授業が続くので補聴器の音量を上げてほしいとの強い希望。この希望に沿って、ごく僅かに補聴器の音量を増幅し、再度貸し出しました。

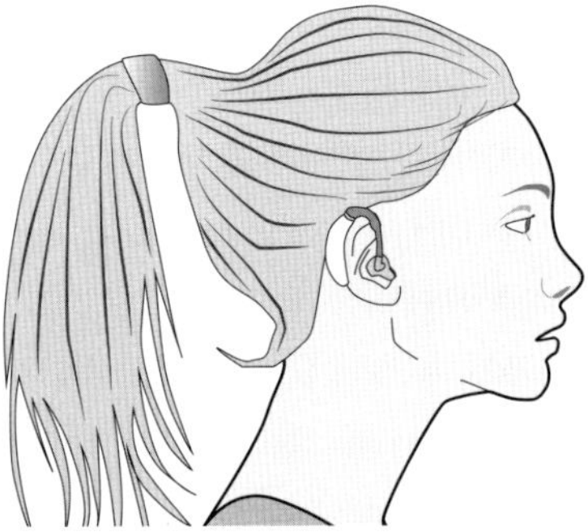

さらに数週間後、最初に私に支援を依頼してきた視覚障害系の教員と一緒に私のもとを訪れ、Aさんから「以前にまして聞こえが悪くなってきた」という話。聴力が低下するほどの音量増幅はしていないという事実はありましたが、「Aさんは一所懸命に努力している。そのAさんの障害をさらに進行させてしまった」。そのような思いと補聴器の貸し出しなどしなければ良かったという後悔が私のこころを駆け巡りました。

本当に聴力が落ちているのか。それを確認するために、最新の聴力検査機器と検査技術がある病院にAさんを引率し、標準聴力検査とあわせて脳波による聴力検査を受けてもらいました。その結果「心因性難聴」という診断がくだされました。つまり耳は聞こえているのに、心の問題で脳が聞き取れていないという状況です。私もそのような症例があることは机上の学習で知っていましたが、実際の事例に出会ったことがなかったので、本当にあるのだと驚きました。その「心因」は、障害の進行に対する不安感で間違いないと確信し、そのことを本人に分かりやすく、繰り返し説明しました。

その後1カ月ほどしてから、Aさんがパートナーとともに私のもとを訪れ、聞こえが回復したことを報告してくれました。にこやかな表情で語るAさんの顔を見て、私は安堵しました。しかし一方で、私がかかわったことにより、Aさんの将来を奪ってしまうことにもなったかもしれないという、妄想的で捉えどころのない不安が心の中を駆け巡りました。あの時、補聴器を渡さなければ良かった、視覚障害系の教員の依頼など受けるのではなかった、といった思いが頭にこびりつき、ストレスから食事も喉を通らないような状況に陥りました。

そのなかでふと思い出したのが、父の「今がいちばん」という言葉です。父は長年、聴覚障害児の教育に携わり、親御さんを含めた多くの障害当事者とかかわってきました。仕事と家庭の区別がなく、私が子どもの頃から我が家には毎週末、聴覚障害の親子が来て、父と語り合っていました。今のような「共生社会」などという社会概念がない時代。障害当事者とかかわり自らも当事者となってその世界で生きてきた父が、「今がいちばん」と言っていた意味。それは今が幸福ということではなく、過去にこだわらず、今と今後だけを考えるという意思を表明しているのだと気づきました。

他者と共感的に接していると自分自身も心を痛めることがある。後悔を繰り返していたら自分が潰れる、ということを人生訓として語っていたのでしょう。この意味解釈で、私がどん底の気持ちから抜け出すきっかけになりました。

父は他界しましたが、今と前を見て歩む、という姿勢は私のなかにも受け継がれていると感じています。

執筆者　石原 保志（いしはら　やすし）

障害当事者という言い方がありますが、障害を社会との関係で見れば、障害者、健常者、老若男女問わず、全ての人が当事者。これが本来の共生社会です。歳をとれば皆、身体や思考に支障を来すのですから。

Kotonoha 37

学び手は常に正しい

本書の執筆依頼を受けたとき、パッと浮かんだ言葉が2つありました。1つは「やわらかい床の上で転ばせる」という言葉、もう1つは今回紹介する「学び手は常に正しい」という言葉です。どちらも私が考えた言葉ではなく、さまざまな場面で先輩たちからいただいたものです。前者も後者も人材育成にかかわるなかで私が大切にしている言葉ですが、後者は私の仕事をはじめ、現場で私自身を支えている言葉ですので、そちらを紹介したいと思います。まず、この言葉について説明する前に、自己紹介をさせてください。

私はこれまで特別支援学校や小学校の教員養成課程の担当教員として勤務してきました。またその傍らで学生時代から参加してきたNPO法人ROJE（日本教育再興連盟）の理事も務めています。大学では特別支援教育・インクルーシブ教育に関する授業を担当し、多くのゼミ生もマイノリティの子どもたちにかんする研究を行います。他方で、ROJEでは避難を余儀なくされるような災害に直面した子どもへの支援のほか、最近ではギフテッド傾向のある子どもたちやその保護者に対する支援の部署を担当しています。ただ私自身が直接支援を行うケースは最近ではほとんどなく、管理的業務と現場で活躍してくれる学生スタッフの教育業務を中心に行っています。

このように、私の仕事は教員をはじめ、支援者の養成が中心になっています。私自身はこの仕事にやりがいを感じていますし、日々学生たちに教えるだけでなく多くのことを学んでいるとも感じます。しかし、「難しいな」と感じることも日常茶飯事です。というのも、私自身は教育や支援のあり方に明確な答えがあるとは考えていないからです。答えがあれば、その答えへのプロセスを学生たちと一緒に歩めばいいわけですが、多くの場合はそうはいきません。私が今まで見てきた子どもたちと、目の前にいる学生たちが向き合う子どもたちは当然同じ人物ではありませんし、きっとそのニーズも異なります。さらにいえば、同じ子どもと向き合っていたとしても、誰がその子どもと向き合うかによっても、ニーズは異なるでしょう。

もちろん、いわゆる基本的におさえるべきところはあると思います。例えば私が専門とする特別支援教育やインクルーシブ教育では、みんなにとってわかりやすい工夫を意味するユニバーサルデザインという考え方があります。教室内のルールを明示する、掲示物の量を減らすことで子どもたちに対する刺激を調整する、また近年ではさまざまな理由で文字の認識に困難のある人でも読みやすく設計されたUD（ユニバーサルデザイン）フォントも活用しています。こうした工夫を行うことで、多くの子どもたちにとって学校生活がより良いものになるのです。

しかし、必ずしもそうした工夫だけで、すべての子どもたちが授業に参加するようになるわけではありません。よく教育実習に行く学生たちから「授業で習ったことをやってみたけど、子どもたちが授業に参加できていない気がする。こういった場合はどうしたら良いのか」といったことや、卒業生たちからも同様の相談を受けることがあります。学生の多くは必死に授業で習ったことを復習し、実践しようとしているわけですが、結果として「あなたの言った通りにやってみたけど、なんかうまくいかない」という状況が生まれるわけです。もちろん、みなさんのなかには、「そりゃそういうこともある」と思われる方も多いでしょう。しかし、学生や卒業生たちは、子どもたちの一瞬一瞬を少しでも良いものしたいと思い、どうにか改善できないかと頭を悩ませていることがほとんどです。そうした時、私の頭の中に浮かび、そして学生や卒業生たちに伝え続けているのが、この「学び手は常に正しい」という言葉です。

先のシチュエーションにおいて、この言葉には2つの意味があります。

1つは、授業に参加できなかった子どもたちを、この「学び手」として捉えることです。例えば授業をしていて、なかなかその内容を理解してくれない子どもがいたとします。他のほとんどの子どもたちは自分が教えている通りに理解をしているのに、それが難しい子どもがいた時、つい「なんでわからないんだ」と行き詰まってしまう人々と出会ってきました。しかし、その授業で設定している目標を達成できない子どもがいた時、「それは指導する側が間違っているのであり、その間違った指導により子どもたちが達成できないのだ」と考えます。それが「学び手は常に正しい」という考え方だと私は思っています。なぜ子どもたちがその目標を達成できないのかということを、子ども自身の理解力や特性といった学び手側に帰着させるのではなく、環境要因も含めた教える側にその理由を求め、そしてそれを解決していくことが大切だということです。さらにいえば、その解決を図るためにはいくつもの手立てを同時に行なっていかなければならず、一斉指導をはじめとする前提そのものに理由があるときも少なくありません。私たちにとっての当たり前に適応できない子どもたちを変えようとするのではなく、むしろ私たちがその当たり前を捉え直していく、そうした考え方が大切だと私は考えています。つまり、一つ目の意味は学生たちに「そういったマインドでいこうね」といったように説明する時のものです。

他方で私は、自分の目の前にいる学生たちもまた学び手であり、正しい存在であると考えて接するようにしています。もちろん学生たちの主張を全肯定して過ごしているわけではありませんが、例えば、支援現場で学生が感じたさまざまな違和感に耳を傾けたり、授業に対するコメントに目を通したりすることで、私自身の至らなさを痛感することが決して少なくありません。大学には毎年新入生がやってくるのですが、不思議なことに毎年同じ授業をしていれば良いということは、まったくありません。学生たちの反応も毎年異なり、そのコメントをもとに改善できるところはすぐに改善し、みんなで授業や現場をつくっていくことで、結果としてより良い結果を得られたことは数えきれないほどあります。

もちろん大学などの組織や社会では自分一人で変えられないことの方が圧倒的に多いです。それは法令などを含めたルールからその組織や社会の慣習まで様々な背景によるものがあります。ただそうしたなかでも、現状が誰かを過ごしにくくしているのであれば、私は「学び手は常に正しい」に立ち返り、どうにか変えていけないだろうかと声を発し続けていきたいと思います。

最後に私の考えている「正しさ」について触れておきたいと思います。「正しさ」は人によってそれぞれ違います。私にとっての「正しさ」は他の人のそれと一致しないこともあるでしょうし（これは私の性格でもありますが）、つい「正しさ」をぶつけ合ってしまうこともあります。「学び手は常に正しい」という言葉は何も相手にすべてを合わせるということを意味していません。ただ相手の反応の理由を相手に求めるのではなく、自分自身の振る舞いをまず見直してみて、そして修正を加えていく。きっとその中で正しさというのはつくられていくものだと思います。

これからもこの言葉を胸に教育、支援に向き合っていきたいと思っています。

執筆者　伊藤　駿（いとう　しゅん）

インクルーシブ教育研究者。京都の大学に勤めながら、日本とスコットランドのインクルーシブ教育を研究しています。コロナ禍を通じた社会の変化に希望を抱き、色々なことを元に戻そうという力に抵抗を続けています。

Kotonoha 38

何もしないで、そこにいて

心理職についてから20年あまり、思えば、自らやりたいと思った形で仕事ができたことはあまりなかったかもしれません。

新聞記者だった私は、ある事件の取材をきっかけに今の仕事に転じました。小さなお子さんが亡くなり、実の親が逮捕されたその事件は、取材を進めるうちに、虐待の凄惨な痕跡があちこちに残されていることが分かりました。メディアとして虐待を断罪することは簡単ですが、そこには、子育ての大変さ、複雑に絡み合う人の心の難しさ、私たちを取り巻く地域や社会のあり方など、いくつもの課題が横たわっているように思えました。「記者として客観的に報じるだけでいいのだろうか」。危機感とともに、そんな思いに駆られ、もっと直接的に何か役立つことができないものかと、いてもたってもいられなくなったのを今でもはっきりと覚えています。

心理の勉強をしよう。心理の専門家として事件の関係者に直接アプローチできる仕事をしよう。1年ほど悩んだ末に、そう決めた私は、その後、新聞社を辞め、大学院で臨床心理学を学ぶことにしました。そして、殺人事件のご遺族や被害者の方たちと出会い、以来、ライフワークとしてその心理支援に携わっています。

日本の犯罪被害者支援は、欧米に比べ20～30年ほど遅いスタートだったと言われています。私が支援や矯正教育の1つである「被害者の視点を取り入れた教育」にかかわるようになった2000年代初頭、日本における犯罪被害者支援のしくみや体制はまだまだ脆弱でした。また、私たち心理の専門家がどのような役割を果たせるのか、その像もあいまいで手探りの連続でした。社会に目を向ければ、1990年代から2000年代にかけて起きた阪神・淡路大震災、地下鉄サリン事件、神戸連続児童殺傷事件、大阪教育大学附属池田小学校での無差別殺傷事件といった大きな災害や事件を経て、PTSDや「心のケア」という言葉を当たり前に耳にするようになりました。しかし、新聞社を辞めた時の私自身がそうであったように、「心理士といえばカウンセリング」というイメージしかなかった時代に、被害者支援で要請される心理の専門家の主な役割も、やはりカウンセリングルームで被害者の声に耳を傾けることだったのではないかと思います。

実は被害者支援においては、カウンセリングをすること、あるいはトラウマに対する積極的な心理療法プログラムを提供することは数ある支援方法の1つに過ぎません。相談室の中でじっくり話を聴くカウンセリングは、私自身のやりたいことでもあったのですが、自ら進んでカウンセリングを受けようとする被害者はむしろ少なく、相談室のなかで相談に来られる方を待っているだけでは役に立たないことが相応にありました。一方、相談室の外に自ら出かけて支援にあたる方が、被害者にかかる負担が軽く現実的な助けや回復につながる場合が少なくないことも経験的に分かってきました。そこで、その時々の求めに応じて、被害者のご自宅に出かけて話を聴いたり、事情聴取や裁判に付き添ったり、自助グループの手伝いをしたりといったアウトリーチ支援に加わるようになっていきました。

ただ、被害者支援を始めてから、経験をどれだけ重ねても、力を尽くして何をどうやっても、無力感や不全感にさいなまれる時間が続きました。「何が被害者支援につながるのか」を模索することは、すなわち「どうすれば人の役に立てる存在になれるのか」という自問でもあったのですが、役立った感覚がまったくと言っていいほど得られないのです。そうなると、「今度はこれをしてみよう」「あれをしてみよう」と、どんどん身を乗り出すようになるのですが、気持ちに反して、そのどれもが支援としては奏功せず、疲弊するばかりの自分を持て余すようになりました。

何をすれば人の役に立てるのだろう…。

そんな時、被害者支援とはまったく関係のない心理サポートの仕事で、お子さんの発達を、遊びを通して支援する機会がありました。自分なりに事前情報からお子さんのイメージを立ち上げ、「さて行くぞ」と、やや肩に力を入れながらプレイルームに向かったのですが、私はそこで思いもよらない言葉を聞くことになりました。

「何もしないで、そこにいて」

人を支援したいと思っていた私に求められたのは、なんと「何もしない」ことでした。

「何もしないで、そこにいて」。私は、その言葉に大いに戸惑い、ここでもまた役に立てないのかと、ひどく落胆しました。そして、「何もしない」けれども、そこに居続けなければならない時間は、何かをしたいと思っていた私にとって、苦痛すら感じるものでした。さらに正直に告白すれば、あろうことか、なすすべを失った私は「何もしない」ことをするうちに、気づけば居眠りをしてしまったのです。眠りに逃避したことに気づいた私は、予定されていた遊びの時間が終わりを迎えても打ちひしがれたまま、しばらくは茫然とするばかりでした。

そんな気分にまかせて数日を過ごすうち、自分の身体の中に残った重たい無力感が、被害者支援でいつも感じている無力感とシンクロし、瞬間的に何かがすっとつながっていくのを感じました。

スイスの分析心理学の創始者であるカール・グスタフ・ユングが提唱した概念に「シンクロニシティ（共時性）」というのがあります。因果関係のない２つの出来事が、偶然とは思えないかたちで同時に起きることを意味するのですが、犯罪被害者支援をする中で、心理の専門家としてどのようにふるまうのがよいか、悩み抜いていた私にとって、「何もしないで、そこにいて」という言葉は、支援者としてのあり方の本質を示すものとして、まさに共時性をもって胸に刻まれる珠玉のものに思えてきたのです。

どんな支援が必要かを決める主体は、言うまでもなく被害者です。ですが、実際には「支援者」と名乗ったからには、「自分が何かをしなければ」

と使命感にかられ、支援者側がやりたい支援を提供してしまうことがあります。ましてや、私の場合、「直接的に人の役に立てないか」と思い立って心理の世界に身を投じたわけですから、今思えば、支援のあり方を自分のやりたい形にはめようと必死になってしまっていたのかもしれません。それが「何もしない」、されど「そこにいて」と言われたとき、それが目の前にいる人の求めることなのであれば、それこそが最善の支援なのだと、はたと気づかされたわけです。

そもそも、被害者支援は、暴風吹きすさぶ被害後の惨状に、当事者と一緒に身を置くことで初めて実現できるところがあります。ときに逃げたくなるような強い衝撃が支援者にも伝わり、被害を再体験する感覚に襲われたり、二次的に被害者と同じような外傷性ストレスを抱えたりする過酷さがあるので、長くその場に居続けることが難しい支援領域です。しかし、当事者から聞く「加害者は刑期を終えれば終わりかもしれないけれど、被害者は被害者をやめられない」という言葉に象徴されるように、被害後の生活に終わりはありません。だからこそ、被害後の一日一日を生き抜く時間にそっと寄り添うこと、それこそ、何もしないけれど、まずはそこにただ一緒に居続けることが、気づけば回復の大いなる支えになる場合があるのだと、今では深くかみしめています。

「何もしないで、そこにいて」

この言葉に出会ったことで、自らがやりたいことを成し遂げるのではなく、その場の求めに応じることこそが人に役立つ支援のあり方なのだと、そんなふうに思えるようになりました。最近では「何もしない」を積極的にしながら目の前の人を見守ることができるようになった自分を少しばかり気に入っています。

執筆者　西脇 喜恵子（にしわき　きえこ）

公認心理師・臨床心理士。2000 年から被害者支援に携わる。分担執筆に「喪失のこころと支援」（山口智子編、遠見書房）、「心の専門家養成講座第 11 巻 危機への心理的支援」（窪田由紀編、ナカニシヤ出版）など。

Kotonoha 39

食べたい

ただの日常、テレビをつけっぱなしにしたまま身支度を整えていた。

背後のテレビから、子どもの「食べたい」という半泣きの声が聞こえた。

その声があまりにも切実で、テレビの方に振り返ると、7歳くらいの男の子が病院のベッドの上に座っているシーンが流れていた。

その男の子は、自分の病室のテレビに映っている何かドラマを見ていて、家族が食卓を囲んでいるシーンにくぎ付けになっていた。

その男の子は、「僕も食べたい」とまた言った。

横から看護師が寄り添っている様子がテレビに映し出された。

男の子は「食べたい、食べたいよ」と繰り返す。

今度はお母さんが映り、わかるよ、食べたいよね、でも前食べた時、いっぱいおなかから血が出ちゃって、後から大変だったでしょうと言う。

男の子は「そんなの知らない、食べたい」と、すねる声で言う。

お母さんが、男の子の気持ちを軽くするような冗談を言った。男の子はその冗談につられて、くくくっと笑った。

でもすぐ我に返り、そんなことではだまされないとでも言わんばかりに、「やだやだ、食べたい」と続ける。

声にはまだ少し余裕がある。

でも、きっとこの子は大変な病気と闘っているんだろうなと思いながら、私はテレビの前から動けない。

男の子の病室のテレビがまた映る。そこに家族団らん、食事のシーンが続く。

それを見ながら男の子が、今度は、本気で腹の底から叫んだ。

「食べたいってば。食べたい」

お母さんも看護師も、うんうん、わかるよと、背中をなでる。

「やだ、食べたい、食べさせて」
そして「食べさせろ」
小さな体からの渾身の叫び声。
でもお母さんは、これがきっと日常茶飯事なんだろうなと、見ているこちらに思わせるような、落ち着いた声で、もうテレビ消そうよ、とふわっと包み込む。
男の子は「やだ、絶対に消さないで」と言う。
その時、男の子の目が大きく見開いた。テレビの中で、俳優がお茶碗から白いご飯を口に持っていくシーンがアップになった。
「あーーー、どうしてー、どうしてー」
涙でぐしゃぐしゃになった顔でテレビを食い入るように見つめる。
「僕も食べたい、お願いだから」
叫びが懇願になったそのタイミングでシーンが変わった。
食べたいとわめき続けたその男の子は泣き疲れたようにぐっすりと眠っている。眠ってくれたことにほんの束の間、ほっとしているお母さんが映る。
タオルケットの上からトントンしながら。
「これが毎日です」と。
看護師は軽く会釈して病室から出、お母さんは洗濯物を取りに帰りますねと部屋を出た。

これは何十年も前、私がまだ日本で生活していた頃のテレビの一シーンだ。
でも私はしょっちゅう思い出す。思い出すたびに記憶は身勝手に上書きされ、男の子の病室の窓の外の景色は、徐々にここミシガンの景色と同調する。男の子の顔は時折こちらで教えている学生の顔になる。
仕事から帰宅し、ああ今日も一日、色々あったなと、手を洗ってうがいをする時。
思いもかけないようなメールが届いて、さーてどうしたものかと考え込む時。

いくらなんでもおかしいと、理不尽さに無力感を抱く時。

何時間も論文に没頭していて、ふと我に返った時。

男の子の声が聞こえる、「食べたい」

私は今、心理学者として、人のこころが、何をきっかけにしてどのように変わるのか、どんなタイミングで「変わった」と実感するのか、「変わった」状態はどのように維持されるのか、について研究をしている。

大きく色々なことが、がらっと根底からひっくり返るような出来事があったとしても、生きているかぎり、毎日の生活は続いていく。

だから、毎日の自分を支えてくれる言葉は、私にとって、とても大切だ。

あの男の子は、絶対にどこかで元気にしている、お母さんも看護師も、絶対どこかで元気にしている、と自分に言い聞かせる。

課題を全然提出できなかったから、単位を落とすのはもう確定だけれど、授業料はこれ以上払えないから自分はもう卒業できない、と研究室に来て泣く学生。

何年もの間、データを取り直したり、分析し直したりして、やっと論文として出版することができたと喜びのメールをくれる共同研究者。

大学の給料がいつまでたっても女性の方が低い、同じように仕事しているのに腹が立ってしょうがないから、ご飯でも食べに行こうと誘ってくれる同僚。

トルコ・シリア大地震の被災者を対象にした自分たちの論文を、なぜ、私が編集長を務めている学術雑誌では、すぐに出版しないのかとメールをしてくる海外の研究者。

その時また、男の子の声。

「食べたい」と泣き叫んでいた男の子を感じると、今、ここでの生活における、1つひとつのやりとりの後ろに、「卒業したい」「論文を出したい」「わかってもらいたい」「変えたい」「なんとかしてほしい」という、人間の欲望を感じて、身が入る。

今、ここで、目の前にいる人がかなえたいと思っている欲求や欲望、そしてそれがかなわないかなしみや怒り、絶望がやっとその人だけのことではなくなる。

食べたい、なんでダメなのと、小さな体で、泣きすぎると余計しんどくなるのにテレビを消せずに、目を見張って叫んでいた男の子を思う。

あの男の子の言葉が、人それぞれ、欲望があることを思い出させ、私の中の愛情、測隠の情のような気持ち、そして人の尊厳に向き合うこころを引き出してくれるのかもしれない。

声にすらならない欲望を抱えて生きる人がこちらを見た時、目をそらさず、向き合う力を与えてくれているような感じがする。

欲望のほとんどは叶わないかもしれない。

ある欲望は叶えるべきでもないかもしれない。

しかし、食べたいんだ、生きたいんだ、という欲望を体全体で表現していたあの男の子の言葉は私の日々を支えている。

執筆者　宅　香菜子（たく　かなこ）

心理学者。PTGおよび心の変化に関する研究が専門。論文を書くこと、他の研究者が書いた論文を編集することがこの上なく好きだが、それが三度の飯よりも好きとは言い切れないことを最近実感。

Kotonoha

編集後記1

荒井 弘和

逃げることが嫌いである。

負けてもいいから、逃げたくない。

いつもいつでも、無鉄砲に戦い続けるべきだ…そう言うつもりは毛頭ない。一時撤退、それもよし。臥薪嘗胆、捲土重来。「いつか見てろよ…」と、眼前の敵に睨みを利かせ続ければよい。「逃げる」という言葉の本質は、敵から目を背けてしまうことなのだと思う。

逃げない。それはともすると、ただ立ち止まっているだけに見えるかもしれない。しかしその人は、あおり立てる逆風の中で「逃げない」と覚悟を決めて踏みとどまっているのだ。主体的に「逃げない」と決めているのだ。つまり「逃げない」とは、最高に主体性が発揮された状態なのだと思う。

本書の編集に当たって、執筆者から提出された原稿を目にするたび、涙が流れた。48歳にもなって、こんなに涙が出るのかと苦笑いした。それは執筆者の皆さんが、逃げたくなる場面に向き合っても、心を奮い立たせて、逃げずに戦っていると感じられたからに他ならない。

私が選んだ執筆者の皆さんは、逃げない方々である。戦うために、孤独になることを厭わない面々である。武田先生も宅先生もその典型例。2人の存在に、私は平素どれだけ勇気づけられていることか。そんな2人に杏林書院の佐藤直樹さんを含めた4人での協同作業は、エネルギーに満ちあふれていた。痛快と形容したくなるような相互作用がいくつも生まれたと自負している。

本書の編集を通して気づいたことが2つある。1つは、思いを誰かに伝えようとすると、その思いが強くなるということ。正直に告白すると、自分が諦めたくないと思っていることを本書に書くかどうか迷った。書いたのにできなかったらどうしよう。できなかったら恥ずかしい、笑われる。でも書いた、書いてしまった。書いたことで、私の思いは、使命や志と呼ぶべきものに昇華したように思う。

もう１つ気づいたこと。私が逃げることを嫌っているのは、誰よりも私が「逃げたい」と思う人間だから。私は逃げるのが嫌いなのではなく、「逃げたい」と思ってしまう自分のことが嫌いなのだ。「逃げることが嫌いである」と書いたのに告白するのは恥ずかしいが、私はこれまでの人生で、多くのことから逃げてきた。逃げるものか…でも逃げてしまう。次こそは逃げないぞ…何とか逃げずに済んだ。なのに次は、また逃げた…その繰り返しで、人生を重ねてきた。そんな自分の人生を振り返ると、逃げるか踏みとどまるかは紙一重なのだと思う。そして、「逃げたい」と思ったとき、逃げずにその場に踏みとどまらせてくれるのは、心に響く言葉であり、その言葉が紡ぎ出されたストーリーである。

「逃げたい」と思っても、よいのだ。「逃げたい」と思わないような人生は、戦っていない人生なのだと思う。風変わりな言い方かもしれないが、私はこれからも、日々「逃げたい」と思うような人生を歩みたい。

この本を手に取り、珠玉のストーリーを共有したあなたと私は、もはや同志だ。ともに、前のめりな人生を生きよう。

本書を読んでくださり、ありがとうございました。

Kotonoha

編集後記２

武田 大輔

大学で、学生を前に講義を行っていると、何らかの言葉がプリントされたＴシャツを目にすることがある。そこに書かれた言葉は、明るく前向きで、努力の尊さや仲間を思いやる気持ちを表現する類いである。そのようなシャツを揃って着用し、青春の１ページを描こうとする若者達を読者も目にしたことがあるだろう。私のくだらない個人的嗜好なのだが、そのような類いのものを共有するのがあまり好きではない。というのも、多くの場合、そのような言葉を借りて前に進めるのはほんのつかの間であり、さらには、そのような言葉を共有しているだけで満足し、具体的な発展的行動に至っていないのではないかと、偏見的な思いが生じるからである。

一方で、他者と密な関わりを持つ仕事をしていると、その人の発する言葉が私自身にとても大きな印象を残すことがある。それは決してその言葉の辞書的・字義的な意味ではなく、その個人にとって深く意味する何かが備わった言葉として伝わってくるからである。言葉とは、時に浅はかな方向へ人を導くこともあれば、また時に人間の本質のようなものに触れさせることもある。

友人である荒井先生から本書編集の誘いを受けたときに、まずは私自身の中で自然と出てきた言葉があった。それは本書に紹介させていただいた。同時に、「この人にとっての大切な言葉を聴いてみたい」と何人かの人達の顔が浮かんだのだ。私が依頼した執筆者らは、私の個人的関心に基づいている。それは編者の特権としてご容赦いただきたい。選定の理由は、社会的に著名であることや、何らかの意味において人生の成功者であるから、という理由では全くない。私の個人的関心は、私の人生において私の記憶に強く残る人達であることに由来している。仕事を通じて知り合った人、学生時代を共に過ごした人など、職種、経歴、年齢などは幅広い。共通するのは、決して即物的な方向に流れるのでなく、自身が直面する困難を避けず、そこから生じる苦悩を簡単に取り去らず、自身に付与された生きる意味を見出そうとする姿が見えることである。

執筆者に対しては、「あなたの人生で大切にしている言葉はありますか」という問いかけからはじめた。即座に思い浮かぶ方、しばらく考えてからありそうだと答える方、あるいはすぐには思いつかないが自分の人生を振り返る中でそのような言葉が見つかるかもしれないと答えた方など、言葉が紡ぎ出されるプロセスはさまざまのようだった。もしかしたら、執筆のプロセスにおいて執筆者自ら言葉を作られる可能性もあった。それらすべてを受け入れることが、本書の魅力のひとつかもしれないとも考えた。いずれにせよ、執筆者それぞれが自身の人生を振り返る作業を通じて、どのような言葉を紡ぎ出し、紹介してくださるのかと、心躍る気分であった。

すべての執筆者からの原稿が集まり、編者として原稿に目を通しはじめたのは、私のリヴァプール（英国）での生活がちょうど始まった頃であった。異文化での生活は、言葉が自由に使えない不甲斐なさも加わり、相当に大変であった。住居探し、子どもの学校手続き、人種差別に関わる出来事など、精神的に疲弊することが多々あった。相当に参っている状況で、執筆者の原稿に目を通しはじめたのだ。しかし、ひとつ読み始めると、その後止まることはなかった。安易な表現だが没頭していた。そして、今自分が目の前にしている困難も必ず乗り越えられると、勇気を持つことができた。編集者でなく、ひとりの読者になっていた。３人の編者が選定した執筆者それぞれに異なる人生があり、どれも奥深いものであることが伝わってきた。早くこの書籍を多くの人に届けたい、これがすべての原稿に目を通した直後の感想だ。

かつてのゼミ生が卒業論文を提出した後に次のようなことを言った。「本を読むというのは、人と出会うことなんですね」。本書を通じて、読者が新たに人と出会い、読者自身の人生を豊かにするきっかけとなることを願っている。

Kotonoha

編集後記３

宅 香菜子

2022 年 4 月、本書編集者の一人である荒井先生から、「ちょっと相談がありまして」とメールが届いた。「私の同級生である武田くんと杏林書院の佐藤さんと本の出版を計画していて、ぜひ宅先生にも仲間に入っていただければ」とのことだった。4 人で顔合わせし、話し合った結果、いろんな分野のいろいろな方々に声をおかけして、「自分にとっての大切な言葉」について書いていただけるかお願いしてみようと方針が決まった。

「いい言葉」を集める企画ではなくて、「自分にとっての大切な言葉」

私が、言葉を意識するようになったのは、2005 年にアメリカに引っ越してからかもしれない。日本語で思ったことをいちいち英語に変換しないといけなくなったから。家に帰って、（あーしんど、おなかすいたー）は、「I' m tired. Very hungry」か「Long day. Starving」か。私はアメリカで教育を受けることなくアメリカの大学教員になったので、学生とのコミュニケーションに関しても様々なトレーニングを受けた。例えば、「Compliment Sandwich」。レポートを読んだりして「こうした方が良いのでは」と学生に伝える際、いいところを認めてから、具体的な提案事項を伝え、再度いいところに力を注ぐ。2 枚のトーストで具を挟むサンドイッチのように、提案や批判点を伝えっぱなしにせず、良いところを前後で強調する練習を繰り返した。また授業の様子を録画すると、肯定文（例えば「Please hold your questions until the end」）より否定文（例えば「Please do not ask questions until the end」）の方が多いと指摘された。否定文が多いということは、自分がしてほしくない行動を相手はするだろうと見込んで先手を打っていると伝えることになり、敬意を示せていない。この癖に気づき、これまた練習。

これら言葉の伝え方に加えて、日常生活の中で「いい言葉」と「悪い言葉」があることは英語も日本語も関係なく、よく聞く。なるべくなら悪い言葉よりいい言葉、地獄言葉より天国言葉、ちくちく言葉よりふわふわ言葉を使った方がいいと頭ではわかっているけれど、実行するのは難しく、すぐ忘れるが、気づいては思い出して、これも練習。

そんな私にとって、今回の企画は、練習するようなこととは根本的に違う、何か偶然の積み重ねや、その重み、出会いのおもしろさのようなものを味わう機会になった。

先に挙げたような、「いい伝え方」や「いい言葉」には、たくさんの例があるし、大体のお手本や型もある。だから、自分なりに心がけたりして、練習もできる。けれども、本書に集まった「自分にとっての大切な言葉」は、本当に人それぞれで、原稿が上がってくるたび、新鮮だった。（あなたに響くかどうかは、知ったこっちゃないけれど）とでも言うような潔さを感じる文章もあれば、（読んでいる人にもわかってもらいたい）と願いながら書いたのではと思うようないじらしさを感じる文章もあった。心配な気持を振り払うかのように大胆な文章もあったし、薄氷を踏むかのように細心の注意を払いながら、控えめにそっと書いたような文章もあった。どの言葉も、執筆者一人ひとりにとって、出会うべくして出会ったかのような偶然性そして必然性があった。不思議だな、すごいな、おもしろいな、と思いながら編集にかかわらせていただいた。

本書の題名になった「言の葉」。数えきれないほどの言葉を使って日々の生活を送る中で、手触りも、大きさも、色も形もにおいも、何もかも違う一人ひとりにとっての「大切な言の葉」。思い入れのある、この「言の葉」に出会えたのも、それ以外の無数の「言の葉」のおかげかもしれない。そして、言ったかどうかすら覚えていないような、どうということもない「言の葉」が、もしかしたら誰かにとっての「大切な言の葉」になっているかもしれない。本書があなたにとっての大切な「言の葉」を思い出させるきっかけになったらいいなと願う。

Kotonoha

おわりに

「言葉」に関する書籍の企画が持ち上がったとき、最初は誰もが知っている名言を心理学的に解説する書籍の刊行を予定していた。人生の局面ごとに言葉を集約して章立てする案も出された。その後、編者で話し合う中で、各執筆者が自らの人生の1ページに刻まれている大切な言葉を選び、その言葉にまつわるストーリーを連ねる書籍を作ろうと決まった。

本書では、我々を含め39人の執筆者が、自分にとって大事な言葉を軸に文章を書いた。自分にとって大事な言葉を、多くの人に理解してもらう形に3,000文字以内でまとめるという作業は、決して楽なものではない。しかも、物書きを生業としていない人がほとんどだ。

皆、日々の忙しい生活の中で、文章をまとめ、我々からの度重なる修正や再考のリクエストにも応え、少しでも良いものにと御尽力くださった。一人ひとりの執筆者に心より感謝を申し上げる。

そして、我々が申し上げるのは僭越だが、各執筆者に大切な言葉を授けてくれた方々、執筆者を周りで支えてくれた方々にも感謝申し上げたい。皆さんがいなかったら、珠玉のストーリーは生まれなかった。

また、この場をお借りして、杏林書院の佐藤直樹さんへの感謝の気持ちを記したい。

編者の一人である荒井が、月に一度「体育の科学」の編集会議でご一緒している佐藤さんから、「言葉をテーマにした書籍を刊行したい」と打診されたのが本書の始まりである。荒井にとって佐藤さんは、「体育の科学」の企画を提示する際に、「これが今回のポイントだ」「ここを強く主張したい」と思う箇所を逃さず気づいてくれる、心憎い編集者である。その意味は、残り二人の編者にもすぐ伝わった。佐藤さんが我々、そして一人ひとりの執筆者に伝えてくださるそのポイントのおかげで、その人らしさが格段に伝わるようになった文章がたくさんある。佐藤さんがいなかったら、我々が言葉をテーマとした書籍の刊行に関わることは決してなかった。

そして、最後にこの本を手に取ってくださった方すべてに感謝を申し上げる。本書が、大切な言葉を思い出したり、大切な言葉を誰かにプレゼントしたりするきっかけになってくれたら、この上ない喜びである。

編者一同

2024年 3 月 20 日　第1版第1刷発行

39人の言の葉〜あの時，こころに響いたのは理由がある〜
定価（本体2,400円+税）　　検印省略

編著者 荒井 弘和©　武田 大輔©　宅 香菜子©
発行者 太田 康平
発行所 株式会社 杏林書院
〒113-0034 東京都文京区湯島4-2-1
Tel 03-3811-4887（代）
Fax 03-3811-9148
H.Arai, D.Takeda, K.Taku　http://www.kyorin-shoin.co.jp

ISBN 978-4-7644-1243-9 C3047　印刷・製本：三報社印刷
Printed in Japan
乱丁・落丁の場合はお取り替えいたします．